DES
MALADIES NERVEUSES

EN GÉNÉRAL,

DE L'ÉPILEPSIE

EN PARTICULIER.

IMPRIMERIE DE E. CHAIGNET, A RAMBOUILLET.

DES

MALADIES NERVEUSES

EN GÉNÉRAL,

DE L'ÉPILEPSIE

EN PARTICULIER,

ET DES MOYENS DE LES COMBATTRE

AVANTAGEUSEMENT;

RECHERCHES

PRÉCÉDÉES D'UN COURT EXAMEN PHYSIQUE ET MORAL DU SYSTÈME NERVEUX, ET MÊLÉES DE RÉFLEXIONS SUR QUEL-QUES CHANGEMENS A FAIRE SUBIR A NOTRE LÉGISLATION.

Par le Docteur **Borie.**

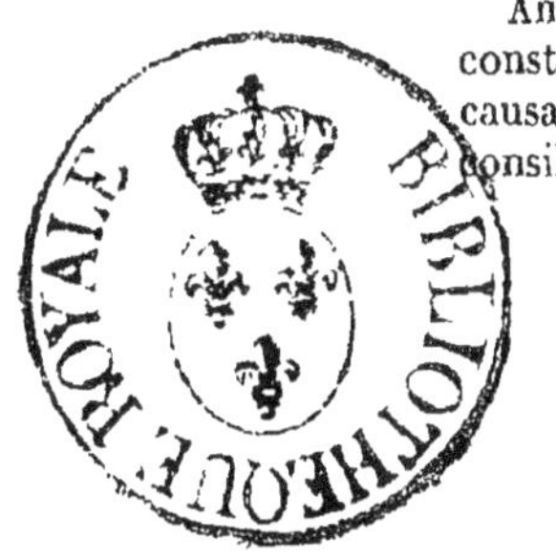

Antequàm de remediis statuatur, primùm constare oportet quis morbus, et quæ morbi causa : alioqui inutilis opera, inutile omne consilium.

BALLONIUS, lib. 1, consil. 14.

PARIS,

CHEZ GABON, LIBRAIRE, RUE DE L'ÉCOLE-DE-MÉDECINE, N° 10;

ET BÉCHET Jᶜ, LIBRAIRE, PLACE DE L'ÉCOLE-DE-MÉDECINE, N° 4;

VERSAILLES,

CHEZ L'AUTEUR, RUE DE L'ORANGERIE, N° 29.

1830.

À Monsieur

Le Docteur Pariset.

Monsieur le Docteur,

Lorsque le Roi-Martyr, de douloureuse mémoire, institua l'Académie de Médecine, il égala, en bienfaisance durable, le grand Monarque, son aïeul, qui, un siècle auparavant, avait illustré son règne par tous les genres de gloire.

Digne successeur de *Vicq-d'Azyr*, comme lui vous occupez dignement ce fauteuil, d'où descendit souvent son éloquente voix, pour foudroyer les systèmes erronés et les funestes paralogismes.

Comme lui, vous poursuivez à outrance les charlatans qui, sous des formes diverses, gâtent tout ce qu'ils touchent, et dont les ruses mensongères se propagent aussi facilement que la fièvre meurtrière étudiée et observée par vous dans toutes ses phases, avec autant de succès que de courage et de persévérance.

Enfin, de plus que le secrétaire et fondateur de la société médicale la plus savante de l'Europe, vous avez atteint au cœur ces novateurs, dont les opinions tendraient, innocemment sans doute, à laisser pénétrer dans notre belle France l'ennemi le plus cruel qui ait encore ensanglanté son sol.

Poursuivez, docte et intrépide Pariset! que les Galien *modernes* et les nouveaux Hecquet *ne vous arrêtent pas! Que les clameurs de l'envie ne privent pas votre patrie et la science de la continuité de vos précieux travaux, et ne paralysent pas l'un des plus beaux talens dont elles puissent s'honorer.*

Ce sont tous ces titres à la reconnaissance de l'humanité qui m'ont suggéré l'idée de vous dédier ce livre.

L. BORIE.

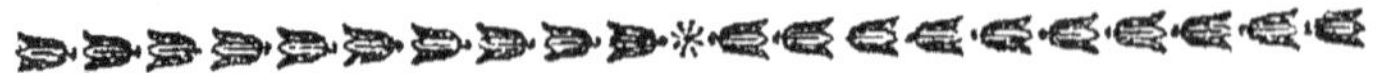

DISCOURS PRÉLIMINAIRE.

Sɪ la Providence a mis tous ses soins à former l'homme, son plus bel ouvrage, elle a placé aussi à côté de cette machine animée et merveilleuse, une foule d'agens prêts à la détruire, lorsqu'elle méconnaît la main qui lui donna l'être, ou les règles qu'elle daigna lui prescrire pour sa conservation.

Ces agens amènent dans notre économie des changemens connus sous le nom de maladies.

Les unes sont héréditaires, et furent créées pour punir les parens qui, corrompus par le vice, transmettent à leurs rejetons des germes de mort.

Les autres sont communiquées par des nourrices mercenaires auxquelles des mères, ou plutôt des marâtres, confient, sans nécessité, leur avenir le plus précieux.

Ici, ce sont toutes les affections dépendantes d'une mauvaise éducation et d'habitudes aussi honteuses qu'exténuantes.

Là, les maux causés par l'influence des climats divers, par celle des astres, par les changemens de saisons, leur intempérie; par les situations plus ou moins variables de l'atmosphère.

Plus loin, les altérations que font éprouver à nos fonctions vitales ces principes invisibles et impondérables que l'on nomme miasmes, certaines émanations animales, végétales ou minérales.

Ailleurs, les égaremens de nos facultés plus particulièrement attribués à la colère divine, et si communs de nos jours, parce qu'il faut revenir aux principes qu'on avait oubliés, à la moralité qu'on avait abandonnée; parce qu'enfin les facultés morales s'usent par suite des combats des passions, comme le corps se détruit par les fatigues et les excès. On ne quitte pas sans remords, ni sans crainte la route de la vertu,

et ce sont cette crainte et ces remords qui conduisent souvent à ces différentes aberrations de
l'esprit, dont les noms font frémir, et qui devraient seules suffire pour retenir la raison humaine.

Nous avons réservé, pour terminer la courte
énumération des maladies auxquelles l'homme
est exposé, celles qui reconnaissent pour causes
éloignées l'âge, le sexe et la prédominence de
tel ou tel tempérament; ainsi le tempérament
sanguin prédispose aux inflammations, aux hémorragies passives, souvent à l'apoplexie, etc.

Le bilieux, aux embarras des voies digestives,
au *cholera-morbus*, à la fièvre bilieuse, à la mélancolie, etc.

Le lymphatique, aux catarrhes, à l'hydropisie passive, aux engorgemens glanduleux, aux
scrofules, etc.

Le nerveux, aux névroses variées, à l'hystérie,
aux convulsions, au tétanos, à l'épilepsie, etc.

Nous nous bornerons, dans cet essai, à ces
dernières affections, c'est-à-dire, à celles aux-

quelles nous condamne un système nerveux bien tranché.

C'est donc des névroses que nous allons nous occuper spécialement, et parmi elles l'épilepsie, dont il ne sera question qu'à la fin de notre tra-vail, fixera toute notre attention, puisque cette maladie a été l'objet particulier de nos études et de nos recherches.

La tâche que nous nous sommes imposée n'est nullement facile; car s'il est aisé de déter-miner pendant la vie le siége d'un exanthème, d'une hydropisie, et de leur appliquer des re-mèdes utiles; si l'on peut reconnaître, après la mort, qu'une hépatite, un épanchement, ou tout autre phénomène morbide, ont existé; il n'en est pas de même des maladies que nous avons la témérité d'aborder.

Les anti-spasmodiques les plus énergiques ont-ils le même succès dans le traitement des névralgies (1), que la saignée dans celui de la pneumonie la plus intense?

(1) Nous nous servirons alternativement des deux expressions *névrose* et *névralgie*, attendu qu'elles signi-

Hâtons-nous d'entrer dans l'histoire des névroses, afin de démontrer plus évidemment que, jusqu'à notre époque, la description de ces maladies, de leurs causes, de leurs symptômes, et des traitemens tour-à-tour préconisés, n'offre qu'incertitude.

Ce n'est pas chez les anciens qu'il faut chercher des renseignemens sur les névroses. Les Egyptiens et les Hébreux, qui tenaient leur peu de science médicale des premiers, ont cependant connu quelques maladies nerveuses.

La mélancolie de Saül, qui fut calmée par la

fient à-peu-près la même chose, c'est-à-dire, maladie nerveuse; et, en effet, qu'un nerf soit irrité, enflammé, en état d'éréthisme, d'atrophie, etc., c'est toujours le même tissu qui est affecté. Le mot *névralgie*, sans doute, exprime plus particulièrement la douleur d'un nerf, mais la douleur n'est-elle pas la sensibilité altérée, et cette altération n'est-elle pas opposée au bien ou à la santé du corps?..... Tandis que le mot de *névrose*, d'après Pinel, rend plus facilement la lésion du sentiment et du mouvement sans inflammation, ni dérangement de structure.

harpe de David; la fièvre maligne à laquelle Lazare succomba; ce démoniaque guéri par un Juif, au rapport de Vespasien, etc., attesteraient, au besoin, ce que nous avançons, s'il n'était pas parlé de l'épilepsie, surtout dans l'évangile. On se rappelle cet enfant qui fut présenté à Jésus-Christ lorsqu'il descendit du mont Thabor.

Arrivons promptement au véritable fondateur de la médecine. Hippocrate s'est occupé de plusieurs névroses, principalement de la sciatique; mais cette douleur, qui commence dans l'articulation supérieure de la cuisse, qui parcourt toute l'étendue de ce membre et de la jambe, est-elle toujours une névrose?

Peu de temps après la naissance de Jésus-Christ, les médecins romains et grecs écrivirent sur quelques affections spasmodiques très incomplètement, il est vrai; ainsi Celse n'en dit presque rien.

Arètée parle de l'épilepsie, qu'il attribuait au démon.

Galien nous laisse dans la même obscurité sur les névroses proprement dites. Comme le prince de la médecine, il confond toutes les maladies de l'articulation de la hanche dans la sciatique; ainsi Galien n'a pas toujours dit *non*. Le médecin de Pergame avait cependant, de plus que le vieillard de Cos, des vues certaines sur la section des nerfs, soit comme affection, soit comme moyen curatif des névroses; il connaissait la danse de Saint-Guy qu'il a décrite sous le nom de *scélotirbe*.

Les médecins qui viennent après Celse et Galien, nous entretiennent légèrement des maladies nerveuses, et, dans ce qu'ils en disent, on voit qu'ils n'ont fait que copier ces derniers, et principalement Galien.

De ce nombre sont Platon, qui appelait l'épilepsie *morbus divinus;* Dioscoride, moins médecin que naturaliste; Pline, avec ses erreurs; Aëtius; Paul d'Egine, grand partisan des bains de sable chaud, et plusieurs autres qui se sont contentés de chercher des remèdes plutôt que d'étudier la nature de la maladie qu'ils voulaient combattre, négligeant cet adage si vrai, si important : *Principiis obsta*, etc.

Les névroses ne purent rester inconnues aux Arabes, qui puisèrent la plus grande partie de leurs connaissances dans des sources grecques.

Le musicien, le chimiste, le philosophe Rhazès, le plus célèbre des médecins arabes, fut celui qui fit le plus d'efforts pour étudier les nerfs et les altérations de ces parties.

C'est lui qui a découvert que le nerf récurrent (nerf de la trachée-artère, ainsi nommé parce qu'il remonte vers son origine) est quelquefois double du côté droit. Rhazès a parfaitement connu la fièvre lente nerveuse ; il découvrit aussi que l'épilepsie pouvait tenir à la présence des ganglions (1) dans les nerfs.

Avicenne a lui-même été atteint de l'épilepsie, à laquelle il donna le nom d'*analepsie*, comme l'avaient désignée avant lui d'autres célèbres médecins orientaux.

Mais jusque-là les médecins n'avaient pu ac-

(1) Renflemens ou nœuds particuliers qui se rencontrent sur le trajet des nerfs. Leur substance intérieure est formée par l'union des fibres nerveuses.

quérir des idées précises sur les maladies qui nous occupent, parce qu'ils n'avaient pas disséqué, et point connu, par conséquent, les nerfs organes principalement affectés par elles; car il ne faut pas prendre pour des dissections régulières et fructueuses, ni les sacrifices des druïdes, ni ces ouvertures de cadavres que nécessitaient les embaumemens auxquels se livraient fréquemment les Égyptiens, ni ces préparations ostéologiques dont parle Pausanias, ni les déchiremens des criminels vivans par Erasistrate et Hérophile, etc.

La religion inspirait aux anciens un si grand respect pour les morts, qu'ils n'osèrent cultiver l'anatomie humaine sur le cadavre.

Les écorchés antiques, qu'on a trouvés à diverses époques, ne prouvent pas le contraire de ce que nous avançons.

Les statuaires grecs, qu'on pourrait encore opposer à notre opinion, sont, en effet, parvenus à imiter parfaitement les formes humaines extérieures, leurs mouvemens si variés et si compliqués; mais ces statuaires n'ont pas eu besoin, pour atteindre cette perfection, d'étudier à fond l'anatomie de l'homme.

Du rétablissement de l'école de Salerne datent les progrès de l'anatomie, de cette seule et unique base de la science médicale; aussi cette école s'occupa-t-elle plus particulièrement des nerfs et de leurs affections, en suivant toutefois la saine doctrine hippocratique, comme l'attestent en vers latins les préceptes de cette ancienne faculté.

L'école de Montpellier, fondée par des Arabes en 1150, marcha sur les traces de celle de Salerne.

Les médecins du quatorzième siècle ne nous ont presque rien laissé sur les névroses. Parmi ceux des quinzième, seizième et dix-septième, on aurait de la peine à en citer un seul qui ait bien connu le caractère de ces maladies. Ils ont cependant eu occasion de les observer, mais ils les ont confondues, comme tous leurs prédécesseurs, avec d'autres affections qui présentent quelque similitude avec celles dont il s'agit.

Ce n'est que vers le commencement du siècle dernier que les névroses, devenues plus fréquentes peut-être par suite des progrès de l'esprit humain et par l'effet de la dissolution morale, ont été décrites avec plus de savoir, quoiqu'il existe encore de ces maladies sur lesquelles on n'ait rien écrit de satisfaisant.

Les Langius, les Wepfer, les Willis, les Viridet, les Baillou, les Lazare-Rivière, et plus tard Morgagni, Boërhaave, De Haen, van Swiéten, La Roche, Pomme, Tissot, Lieutaud, etc., nous donnèrent des notions plus précises sur les maladies nerveuses.

Nous croyons devoir comprendre, dans le nombre des livres classiques qui ont paru depuis sur cette matière, l'excellente Monographie de Cotugno, approuvée par Barthèz; les Traités de Fothergill, de Pujol, de Fortsmann; les Dissertations de Hamel, de Bailly, de Rousset, de Coussays, le seul qui ait considéré les névralgies en général; de Loyer-Villermay, d'Esquirol, de Georget, d'Amédée Dupau; enfin, le savant ouvrage de M. Portal, du Nestor de nos premiers médecins, sous le titre d'*Observations complètes sur l'épilepsie*, etc.

Quant aux nosologistes (auteurs de nomenclatures médicales, qui, comme on sait, datent de 1732 ; car il faut bien se garder de donner le nom de nosologie aux Essais de Césalpin, médecin italien ; de Plater-Félix, de Bâle ; de Jean Joutonus, hollandais, etc.), les uns, tels que Sauvages, Linnée et autres, suivent les méthodes botaniques, et font mention des maladies nerveuses ; le premier, dans la 4e et 8e classes ; le second, dans les 5e, 6e et 7e.

Les autres, Vogel, par exemple, n'indiquent qu'une partie des affections des nerfs.

Ceux-ci, Cullen, Macbride, Sagar, etc., prennent pour base les grandes divisions du système nerveux. Cullen, savant professeur d'Edimbourg, est le premier qui ait prononcé la dénomination de névrose. Sagar, dont la classification est justement appréciée, n'en a pas moins, comme tous ses prédécesseurs, copié Sauvages.

Ceux-là, tels que Vitet, médecin à Lyon, dans son espèce de nosologie, divisée en huit classes, parlent des convulsions à la 4e. -

Darwin, médecin anglais, dans sa Zoonomie, diffère de ses devanciers, et confond tellement les maladies, qu'il est impossible d'y démêler des névroses.

Selle, médecin de Frédéric-le-Grand, à la fin de sa Pyrétologie, propose dix-huit classes. La 7e est consacrée aux maladies nerveuses. C'est un bon praticien, mais un écrivain médiocre; il est vrai que *non omnia novimus omnes:*

Quoi qu'il en soit, Cullen fut toujours préféré, jusqu'en 1799, époque à laquelle Pinel, dont la gloire est impérissable, malgré quelques piqûres de sangsues, publia sa Nosographie philosophique. L'analyse, le bon sens, un jugement sain, ont présidé à l'érection de ce monument, comme à toutes les productions de ce génie vraiment médical, à qui nous devons celui de Bichat, voire même la Doctrine physiologique.

Baumes, Tourdes, Tourtelle, etc., n'adoptent

pas une division plus utile. Il est même étonnant que leurs efforts diffèrent essentiellement
de la Nosographie de Pinel. C'est l'ordre dans
lequel les névroses sont disposées dans ce précieux ouvrage, que nous suivrions, si nous trai-
tions de ces maladies en particulier.

Beaucoup d'affections nerveuses sont négli-
gées et même abandonnées à cause de la funeste
habitude de considérer le plus grand nombre de
ces maladies comme simulées ou comme enfan-
tées par l'imagination. Est-ce qu'on voudrait
nous prouver qu'une imagination qui enfante
ainsi, n'est pas malade?

Quelques médecins, même de nos jours, à
l'instar de Lieutaud, poussent l'originalité jusqu'à ne pas croire aux maladies nerveuses appelées communément *vapeurs*.

Il devenait donc indispensable de bien carac-
tériser les différentes altérations du système nerveux, d'en faire connaître l'origine, la marche,
le développement, les terminaisons si souvent
terribles, et d'indiquer le traitement qui con-

vient à chacune d'elles. Ce but a été rempli par plusieurs auteurs, d'une manière digne d'éloges ; aussi ne nous attacherons-nous à signaler à nos lecteurs que quelques moyens de traitement, peu connus, et des substances qu'on a eu tort d'abandonner.

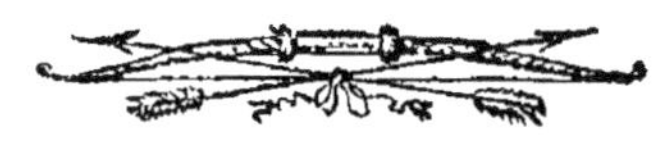

DES

MALADIES NERVEUSES

EN GÉNÉRAL,

DE

L'ÉPILEPSIE EN PARTICULIER,

ET DES MOYENS

DE LES COMBATTRE AVANTAGEUSEMENT.

Cet ouvrage devait être imprimé dans le courant de l'année 1828; des circonstances indépendantes de la volonté de l'auteur, l'ont forcé à en reculer jusqu'à ce jour la publication.

DES

MALADIES NERVEUSES

EN GÉNÉRAL,

DE

L'ÉPILEPSIE EN PARTICULIER,

ET DES MOYENS

DE LES COMBATTRE AVANTAGEUSEMENT.

PREMIÈRE PARTIE.

DU CERVEAU ET DE SES DÉPENDANCES.

CHAPITRE PREMIER.

1. *Du Cerveau proprement dit.*

De tous nos organes, le plus précieux, le plus essentiel, le plus fécond en prodiges, c'est le cerveau; c'est de lui qu'émanent tous nos sens, c'est lui qui recèle la pensée, opération de l'âme intelligente à laquelle l'homme est redevable du rang qu'il occupe dans ce vaste univers.

De même qu'il plut à la Providence de mettre l'homme au sommet de l'échelle des êtres, elle plaça le cerveau à la partie la plus élevée du corps humain, comme sur un trône d'où il plane en souverain sur les autres organes, qu'il tient dans une dépendance plus ou moins étroite, sous la puissance, bien entendu, d'un principe qui échappe aux recherches de quelques observateurs, ou plutôt de certains incrédules. Ce principe, pour nous, est *Dieu.*

Le *cerveau* comprend la masse nerveuse renfermée dans le crâne et dans le canal vertébral; c'est-à-dire, le cerveau proprement dit, *le cervelet, la moelle allongée* et *la moelle épinière.*

Les précautions prises par le Créateur pour la conservation de cet organe, attestent de quelle importance il est à la vie. Une boîte osseuse, figurée en voûte, composée de plusieurs pièces, recouverte par quelques muscles et par des tégumens d'un tissu très serré, tapissée à l'intérieur par trois membranes d'une densité extrême; un canal dans lequel ces trois membranes se prolongent, formé par vingt-quatre vertèbres et l'os *sacrum*, fortifié par des couches ligamenteuses, protégé en dehors par des chairs épaisses : tels sont les remparts multipliés qui entourent la substance molle du cerveau.

L'exposition détaillée de ces pièces osseuses ne convient qu'à un ouvrage d'anatomie ; bornons-nous à dire quelques mots des membranes et de la masse cérébrale.

La *dure-mère*, blanche, fibreuse, adhère extérieurement au crâne, surtout à l'endroit des trous et des sutures ; elle se sépare assez facilement en deux lames, l'une interne et l'autre externe. *Les replis sphénoïdaux, la faux du cerveau, la tente* et *la faux du cervelet,* dépendent de la première ; mais la seconde concourt aussi à la production des prolongemens dont les principaux se portent dans l'orbite et l'épine dorsale. *Les sinus, canaux triangulaires* ou *demi-circulaires,* résultent de l'écartement de ces lames ; situés dans les différentes régions cérébrales, ils reçoivent le sang des veines, en ralentissent le cours, et vont le verser dans les jugulaires internes.

L'*arachnoïde*, mince, transparente, est placée sous la dure-mère. Elle secrète la sérosité qui humecte leur surface contiguë.

La *pie-mère*, enfin ; cette membrane vasculeuse s'insinue dans toutes les anfractuosités des circonvolutions cérébrales, s'enfonce dans les ventricules par plusieurs fentes, donne naissance aux *plexus choroïdes*, et, se continuant d'un autre côté dans le canal vertébral, dégénère en un ligament qui s'attache à la partie postérieure du *Coccyx*.

L'examen de la masse encéphalique, en commençant par sa partie supérieure, est assez connu ; il ne nous reste donc qu'à en exposer une description, moins répandue jusqu'à présent, que l'on a proposée dans ces derniers temps.

Deux substances composent le système nerveux ; l'une, blanche et douée de sensibilité, a été successivement considérée comme solide, tubuleuse, vasculeuse, mais elle est plus vraisemblablement fibreuse ; l'autre, grise, pulpeuse, et moins sensible en général, est regardée comme l'unique source de la première. Son tissu n'a d'abord paru qu'un entrelacement de vaisseaux sanguins ; cependant il existe encore entr'eux une matière particulière que peut-être ils secrètent. Ces deux substances varient par leur arrangement : elles sont tantôt confondues, tantôt séparées, tantôt en masse, et tantôt en couches. La grise occupe la partie interne de la moelle vertébrale, toute la surface interne du cerveau et quelques points de son intérieur ; ses différens amas ont été nommés ganglions. La blanche offre une disposition presque inverse.

2. *De la Moelle épinière.*

La moelle épinière s'étend depuis le trou occipital jusqu'à la première ou la deuxième vertèbre des lombes, et se termine par la *queue de cheval*, nom sous lequel on a désigné le faisceau des nerfs lombaires et sacrés formés par les divisions inférieures de la moelle épinière. Un sillon antérieur et un postérieur divisent cette moelle en deux portions, unies au moyen de fibres transversales appelées commissures. On la regarde comme une suite de renflemens, séparés par un nombre de rétrécissemens égal à celui des paires de nerfs qui s'en détachent. Ces nerfs doivent leur origine à des filets, dont les uns montent et les autres descendent. Ils portent les noms de cervicaux, dorsaux, lombaires et sacrés, suivant les régions auxquelles ils appartiennent.

3. *Du Cervelet.*

Le cervelet occupe les forces occipitales inférieures et postérieures, au-dessous de la tente ; et le cerveau, placé immédiatement au-dessus, remplit le reste de la capacité du crâne : l'un et l'autre sont partagés en deux hémisphères. Le dernier est encore subdivisé en quatre lobes. Le grand renflement occipital (moelle allongée) leur donne naissance.

Deux faisceaux fibreux (*processus cerebelli ad medullam*) sortent de ses parties latérales, s'enfoncent dans chaque moitié du cervelet, et pénètrent au milieu d'un ganglion (le corps ciliaire). Des branches nombreuses partent de ce noyau central et se ramifient de tous côtés; leur section, par une coupe verticale, donne une figure semblable aux prolongemens de la substance blanche du cervelet dans la substance cendrée, auxquels les anatomistes ont donné le nom d'*arbre de vie*. Une de ces branches se dirige vers la ligne médiane, se joint à celle du côté opposé, et concourt à la formation de la partie fondamentale de l'organe.

D'autres cordons primitifs (les éminences olivaires et pyramidales) naissent aussi de la moelle allongée, montent en s'entrecroisant jusqu'à la *protubérance annulaire*, se plongent dans son intérieur, sortent de là considérablement grossis, s'avancent, sous le nom de *pédoncules* du cerveau, jusque dans les *couches optiques*, et passent ensuite dans les *corps striés*.

Après avoir traversé ces trois ordres de ganglions, ils s'élargissent en faisceaux de grandeur variée; et se prolongeant conséquemment à des distances inégales, se terminent, sous une couche mince de substance grise, aux différens points de périphérie du cerveau. Les circonvolutions de ce viscère se trouvent formées par ce simple mécanisme; et chacune d'elles est partagée en deux couches égales réunies au moyen d'un névrilème muqueux ou d'un tissu cellulaire délié, si l'on en croit Gall, qui, sur ce mode de structure, fonde la possibilité de leur déplissement : mais si l'on s'en rapporte à M. Cuvier, ces couches sont liées par la substance nerveuse elle-même, seulement un peu ramollie.

L'opinion de Gall doit être ici d'un grand poids; plus heureux en anatomie qu'en *cranologie*, il nous a fait rencontrer des découvertes qu'il ignorait et que ne cherchaient pas les anatomistes les plus habiles. Nous lui devons d'avoir continué la dissection du cerveau par sa base, qu'avait commencée Bartholin, anatomiste célèbre du Danemarck. Cette méthode est bien plus facile pour suivre les développe-

mens et la formation des nerfs dans la pulpe cérébrale ainsi renversée.

Les fibres de l'appareil de formation du cervelet et du cerveau ont été appelées divergentes;
mais il en est de convergentes, et leur ensemble
constitue un appareil de réunion. Ces dernières
naissent toutes de la circonférence et se dirigent vers le centre de la masse encéphalique.
Celles d'un côté se continuent avec celles de
l'autre. Toutes les parties situées sur la ligne
médiane du viscère cérébral, sont le résultat de
leur jonction, et portent le nom général de
commissure. Ce terme n'est donc plus, comme
auparavant, restreint à trois petites bandelettes
nerveuses.

Les commissures du cervelet sont principalement le *pont de varole,* et les valvules comprises
entre les prolongemens qui s'étendent de cet organe aux *éminences pyramidales* postérieures et
aux *tubercules quadrijumeaux;* et celles du cerveau sont la *voûte à trois piliers,* les *corps fran-
gés,* plusieurs cordons médullaires, enfin le

corps calleux, auquel on peut rattacher les *pieds d'ippocampe* et les tubercules appelés *ergots* ou *éperons*.

Il existe d'autres objets dont la place n'est pas déterminée dans les appareils convergent et rentrant; tels sont la bandelette demi-circulaire et tous les entrelacemens transversaux des centres de renforcement.

Tels sont de petits corps composés de substances grise et blanche, très semblables aux ganglions, parmi lesquels on compte les *tubercules quadrijumeaux* (source présumée des nerfs optiques), les éminences mamillaires, et les glandes *pinéale* et *pituitaire*.

Telle est, enfin, la cloison transparente.

Les ventricules, tapissés par une membrane exhalante, prolongement de la pie-mère, paraissent le résultat de l'écartement des différens ordres de fibres cérébrales. Les deux latéraux et celui du *septum-lucidum* vont s'ouvrir dans le troisième, entre les couches optiques; et ce dernier se continue avec le quatrième, au moyen de *l'aqueduc de Sylvius*. Tous ne forment ainsi qu'une seule cavité.

Douze paires de nerfs sortent du crâne, pour se rendre aux appareils des sens et à plusieurs autres encore. Elles viennent presque toutes de la moelle allongée, ou de la moelle épinière; car, à l'exception de la première, nulle ne paraît naître directement du cerveau. Il est présumable que chacune tire son origine d'un noyau de substance grise, et que chacune a sa commissure. Ces deux faits sont démontrés, au moins pour plusieurs d'entr'elles. Le deuxième semblerait, d'après M. Cuvier, aider à expliquer l'unité d'action des organes doubles.

Cette nouvelle méthode pour décrire les parties cérébrales, présente sans doute un but très physiologique; elle tend à faire connaître leurs connexions réciproques, et peut vraisemblablement conduire à des vues nouvelles sur leurs usages.

M. Laurencet s'y prend d'une autre manière pour disséquer le cerveau. Il pose ce viscère sur sa face convexe, sa petite pointe regardant celui qui l'examine; il détache le lobe moyen du pédoncule cérébral, en passant entre deux le scalpel; il prolonge cette incision tout le long du sillon externe de Sylvius, jusque dans la cavité digitale, située au fond du lobe postérieur; il ouvre ainsi le sinus, où se trouvent logées la partie inférieure du ventricule latéral et l'extrémité postérieure de la partie supérieure du même ventricule.

Cela fait, M. Laurencet renverse l'un sur l'autre et en arrière les deux lobes moyens, en évitant de trop les tirailler, ce qui ferait rompre les piliers postérieurs de la voûte.

Toujours en soulevant le cervelet, cet anatomiste fait une autre incision dans la partie latérale du lobe antérieur, en commençant en arrière et en dessous de la couche optique, jusques en avant à la pointe de ce lobe, sans néanmoins le séparer entièrement; puis il renverse en avant tout ce qui faisait la base du cerveau et occupait les trois fosses de la base du crâne. La membrane cérébrale qui était pliée en cinq, ne se trouve plus qu'en deux doubles; mais il n'est pas nécessaire de défaire ce dernier pli pour s'en rendre compte. On peut cependant y parvenir quand le cerveau est un peu ferme; il ne s'agit pour cela que de détacher, en coupant le *septum lucidum* et les piliers antérieurs, la voûte qui est fixée au *corps calleux*, puis la *corne d'Ammon*, et de rejeter le tout en arrière; alors toute la surface du cerveau regarde la table sur laquelle on opère, et l'intérieur de l'organe, que l'on peut parcourir successivement, est entièrement développé sous les yeux de l'observateur.

Voilà ce que M. Laurencet nous dit de sa méthode, que nous trouvons préférable à celles qui l'ont précédée, en ce que l'on peut, par elle, déployer entièrement le cerveau et le replier ensuite sans entamer sa substance, ce qui est très essentiel pour examiner isolément les parties innombrables de ce viscère, auxquelles on a donné les noms les plus bizarres.

4. *Produit de l'analyse du cerveau par M. Vauquelin.*

Eau. 80, 100

Matière grasse blanche 4, 45

——————— rouge 0, 70

Osmazome. 9, 12

Albùmine 7, 00

Phosphore. 1, 50

Soufre . . . . ⎫

Phosphate acidule de potasse. . ⎬ 3, 15

Phosphate de chaux et de ma-

gnésie . . . . ⎭

Un atome de sel marin.

Total. 100, 00

5. *De la Sensibilité du cerveau.*

Peu sensible à sa circonférence, le cerveau paraît l'être beaucoup vers sa base. La diminution de son volume, dans les commotions violentes, indique que cet organe jouit aussi d'un certain degré de tonicité. Que l'on exerce, par un moyen quelconque, une pression sur le cerveau, on détruit la sensation dans tous les nerfs qui sont en communication directe avec ce viscère , quoiqu'ils n'aient eux-mêmes éprouvé aucune lésion ; mais faites cesser la pression cérébrale , la faculté de sentir se rétablit aussitôt.

CHAPITRE II.

1. De l'Appareil (1) *des sens destiné à recevoir les impressions externes.*

MALGRÉ les découvertes plus ou moins ingénieuses des Vésale, des Willis, des Vieussens, des Winslow, des Bichat, des Gall, des Legallois, etc., nous sommes porté à croire qu'il n'existe qu'un système nerveux dans l'économie animale. En effet, le nerf grand sympathique (2) dont on veut, à toute force, faire un

(1) Assemblage d'organes dont le but est de concourir à l'exercice d'une même fonction ; ainsi la trachée-artère, le poumon et sa membrane, forment l'appareil de la respiration, etc.

(2) Ce nerf, ainsi nommé par Winslow, et que Chaussier appelle *trisplanchnique*, à cause des trois sortes de viscères auxquels il envoie des rameaux, est cette série de ganglions et de filets de communication qui s'étendent le long de la colonne vertébrale depuis le col jusqu'au bassin.

3..

système nerveux distinct, ne prend-il pas naissance dans la moelle épinière, et cette dernière
n'est-elle pas la suite, la continuation de la moelle
allongée, qui est la réunion de toutes les parties
blanches ou médullaires que l'on aperçoit à la base
de l'encéphale ? N'y a-t-il pas d'ailleurs une iden-
tité parfaite entre la substance médullaire des
nerfs et celle du cerveau ?

Qu'on nous cite maintenant un nerf qui ne soit
pas fourni par un autre nerf dépendant du cerveau, et nous admettrons la division qui a été
établie.

Les nerfs cardiaques, les grands et petits splanch-
niques, le ganglion semi-lunaire, le plexus so-
laire, le rénal, les ganglions lombaires et sacrés,
ne naissent-ils pas des différentes portions du trisplanchnique ? et, encore une fois, ce dernier n'est-
il pas une production cérébrale ?

Parce que la branche nerveuse, dite ophthal-
mique, est une des divisions des nerfs triju-

meaux, elle ne sera pas considérée comme une dépendance du cerveau ?

Allons plus loin. Il est convenu, et même constant, que les artères naissent des ventricules du cœur; eh bien ! les artères coronaires, par exemple, qui sont fournies par la portion ascendante de l'aorte, qui naît de la base du ventricule gauche du cœur, ne seraient donc pas considérées comme provenant de cet organe.

On aura beau nous dire que, dans certains animaux, il y a des nerfs sans cerveau; que les acéphales sentent et se meuvent, etc., nous répondrons à ces objections que nous ne croyons pas que l'organe de toute sensation et de tout mouvement volontaire soit, dans tous les animaux, borné à l'ensemble de la substance nerveuse renfermée dans le crâne. Cet organe, quelqu'imperceptible qu'il soit, existe toujours, selon nous, et ailleurs que dans le crâne, dans quelques classes d'animaux d'un ordre très inférieur. Gardons-nous de croire qu'une chose n'existe pas, par cela seul

que nous ne pouvons la voir. Tout a une origine ;
il s'agit de la découvrir. Il n'est point d'acéphales, proprement dits, quoi qu'en disent quelques écrivains célèbres. La plus petite parcelle
nerveuse peut servir de cerveau, et toutes les
expériences faites sur des *tortues* et des *pigeons*,
par Duvernoy et autres, prouvent seulement qu'on
n'avait réellement pas enlevé le cerveau de ces
animaux, puisque ces derniers continuaient à
faire toutes leurs fonctions ; on avait pu les priver
d'une partie nerveuse qui n'était pas la source
primitive des organes des sens et du mouvement.

Rendons grâces aux anatomistes qui, sous d'autres rapports, ont fait faire de si grands pas à la
science ; mais simplifions, s'il est possible, l'étude
de l'organisation humaine. Les sciences, en acqué-
rant trop de développement et de surface, peuvent quelquefois perdre de leur solidité et de
leur profondeur.

Les nerfs sont les organes exclusifs de la sensibilité ; ceux des sens, proprement dits, viennent
directement du cerveau et de la moelle épinière ;

ils sont spécialement chargés de recevoir les impressions externes. De ce nombre sont les organes immédiats de la vue, du goût, de l'odorat, de l'ouïe, du toucher.

Les nerfs de l'œil et de ses dépendances, sont l'*oculaire*, l'*oculo-musculaire commun*, l'*oculo-musculaire interne*, l'*oculo-musculaire externe*, et l'*orbito-palpébral*. Ces nerfs, que le cerveau fournit à l'œil, ne sont point les seuls que cet organe reçoive ; le *trisplanchnique* lui en fournit aussi. Aucun anatomiste n'en parle ; c'est Chaussier qui, le premier, a fait connaître cette disposition, qu'avait cependant pressentie Petit de Namur.

La langue, organe spécial du goût, présente trois nerfs principaux, qui sont le rameau *lingual* de la cinquième paire, l'*hypoglosse* et le *glosso-pharyngien*, quelques filets venant du *maxillaire supérieur*, du ganglion *sphéno-palatin* ou *naso-palatin* de Scarpa.

Il paraît que c'est surtout dans le rameau *lingual* et le grand *hypoglosse* que gît le goût, puis-

que la section de ces deux parties nerveuses entraîne également la perte de ce sens.

L'odorat a lieu dans les fosses nasales et la
membrane pituitaire qu'elle revêt, par quelques
branches venant du *maxillaire* supérieur, et particulièrement par le nerf *olfalctif*, qui tire son
nom d'*olfactus*, ou qui appartient à l'odorat.

L'ouïe est placée immédiatement dans le *vesti-
bule*, le *limaçon* et les canaux demi-circulaires
(parties de l'oreille interne). Ce sens ne reconnaît
d'autre ressort que le nerf auditif, dont les rameaux se distribuent aux parties de l'oreille interne que nous venons de nommer.

Le toucher réside notamment dans la peau,
membrane formée de deux feuillets, l'épiderme
et le derme. Les nerfs que la peau reçoit sont
plutôt des extrémités nerveuses, sous forme de
papilles, qui ne fondent pas un système nerveux
spécial, mais qui proviennent des mêmes centres
que ceux qui se distribuent aux organes des mouvemens volontaires.

2. *De l'appareil des sens destiné à recevoir les impressions internes.* Les nerfs qui composent l'appareil, dont il s'agit dans cet article, sont ceux qui se terminent dans la profondeur des viscères.

Nous citerons seulement les deux *plexus pulmonaires* qui naissent du nerf vague ou *pneumogastrique*, et sont destinés à la membrane et aux glandes muqueuses des poumons. Nous croyons inutile de citer ici ceux des appareils digestif, génital, etc.

3. *De l'appareil des sens destiné à transmettre les impressions internes.* Les rameaux nerveux qui, provenus des ganglions, vont se distribuer aux différens viscères de la digestion, etc. Notre opinion est que les extrémités des nerfs reçoivent les impressions que ceux-ci transmettent par leurs anastomoses ou communications au siége de la perception des sensations, qui est le cerveau.

« Le besoin de respirer, dit M. Broussais, est le résultat d'une impression interne qui réside dans la membrane muqueuse pulmonaire ; il est trans-

mis au cerveau par le nerf de la huitième paire,
qui a des expansions dans cette membrane. Le
point du cerveau qui le reçoit est celui où ce nerf
aboutit, c'est-à-dire, la partie supérieure de la
moelle allongée, et c'est aussi de là que part la
volition qui met en contraction les muscles dilatateurs de la poitrine. Mais ce n'est pas par les
nerfs de la huitième paire, qui ont apporté la sensation du besoin de respirer, que chemine cette
volition; elle parcourt la moelle allongée, se répand
dans la moelle épinière, et, de là, dans les nerfs
cervicaux qui vont animer les muscles dilatateurs
de la poitrine : ainsi l'acte de l'inspiration est
provoqué par une sensation ; le point d'où naît la
huitième paire est celui où aboutit la sensation
du besoin de respirer, et la volition qui va mettre
en activité les muscles inspirateurs descend par la
moelle cervicale. (*Journal universel des Sciences
médicales*). »

Quoiqu'on puisse demander à M. Broussais ce
qu'il en sait, voilà néanmoins des idées séduisan-
tes sur le mécanisme de la respiration. Nous les
devons à un médecin *militaire*, qui, avec les Coste,

les Percy, les Desgenettes, les Larrey, les Cou-
tanceau, etc., etc., a porté aux confins de l'Europe la réputation médicale de son pays, comme
les guerriers, auxquels ces médecins prodiguaient
leurs soins généreux, ont su y faire arriver la gloire
de nos armes. Qu'on ne croie cependant pas qu'en
plaçant M. Broussais au nombre des plus grands
médecins de notre époque, qu'en reconnaissant
qu'il a presque changé la face de l'art de guérir,
nous cessions d'improuver l'opinion qu'il a de ne
voir que les solides, et les altérations dont ils sont
susceptibles.

Ce serait peut-être le cas de faire mention ici
de la cause qui préside à l'exercice des fonctions
cérébrales.

Mais moins hardi, et surtout moins pénétrant
que les psychologistes, nous nous abstiendrons
d'entrer dans l'examen des phénomènes de la
pensée. Aucune de nos facultés intellectuelles ne
peut s'expliquer nettement que par la révélation.
La physiologie n'y peut rien, la philosophie non

plus , nous entendons la philosophie purement raisonneuse qui se sépare de la religion.

Si quelque chose est prouvé en philosophie, *c'est que les premières vérités ne peuvent être ni senties, ni démontrées*. Leur origine est donc en Dieu , source de toutes vérités, ou, pour mieux dire, *la vérité même*.

La cessation de la perception et du mouvement que produit *quelquefois* la section des nerfs qui unissent les appareils de la locomotion et des sens, ne prouve pas que l'intégrité du cerveau soit indispensable pour assurer l'existence des actes de l'entendement. Nous avons vu des individus qui ont vécu et joui de toutes leurs facultés intellectuelles, après avoir perdu une partie plus ou moins grande de leur cerveau.

Le siége de l'âme est entièrement ignoré; elle est partout, comme le Créateur du monde d'où elle descend , invisible comme lui, comme lui inaccessible au scalpel. Ainsi c'est l'âme qui pense, qui voit, qui agit, qui veut, qui entend , qui est libre, qui se souvient, qui prévoit, etc. Elle n'est point corporelle, elle est toute divine, et il est aussi impossible d'expliquer l'existence de Dieu que de la nier.

Prenons la mémoire, pour exemple de l'erreur des philosophes. Condillac regarde cette faculté comme un effet de l'habitude que le cerveau (qu'un célèbre anatomiste nomme *l'homme intérieur*)a contractée d'exécuter certains mouvemens.

N'est-ce pas là un premier pas vers la brute ? L'habitude facilite bien le retour d'une série d'actes quelconques, mais ne suffit pas pour le déterminer. Nous avons, à coup sûr, n'en déplaise à ces messieurs, un œil, une ouïe, un odorat, etc., intérieurs.

Nous engageons le lecteur à méditer les admirables chapitres de Saint Augustin, sur la mémoire et sur les autres facultés de l'âme, dans les derniers livres de ses Confessions ; l'excellent ouvrage de M. l'abbé Montaigne, sur les sourds-muets; l'introduction à la Philosophie, de M. Laurentie.

Il ne nous est pas plus possible d'expliquer le mécanisme des sensations que les effets que leur attribuent les philosophes.

Toutes les idées nous arrivent par les sens, dit Locke. Les organes des sens frappés par les impressions extérieures, ajoutent quelques physiologistes, s'en emparent, et après les avoir modifiées, les confient aux nerfs qui les transmettent à l'encéphale, comme les veines transportent au cœur le sang contenu dans les extrémités capillaires : *mais quelle est la force qui pousse ce sang ?*

Par quel mécanisme les nerfs remplissent–ils leur double emploi ? est–ce par une sorte d'ébran–lement ? mais ces cordons ne sont pas tendus. Ou bien, comme l'analogie de leurs usages avec les deux ordres de vaisseaux sanguins a pu le faire présumer, est–ce par le secours d'une espèce de fluide soit électrique, soit galvanique, sécrété par le névrélime (1) ? Mais rien n'en démontre l'exis-

(1) Espèce de tunique membraneuse qui forme un

tence malgré la supposition de M. Cuvier; et cette existence fût-elle prouvée, elle n'expliquerait rien encore, et ne ferait que reculer la difficulté. En effet, comment ce fluide agit-il pour déterminer les opérations de l'entendement? Ne peut-on pas aussi bien se demander comment les sensations agissent-elles? Toutefois il se passe probablement dans le cerveau, quand il est en activité, un changement d'état, peut-être une série quelconque de mouvemens inappréciables.

Il en est de même de la *conscience*, *du libre-arbitre;* il faut le croire, parce qu'il nous est révélé et non parce qu'on *le sent*. Il y a grand nombre de gens qui *sentent* qu'il n'y a pas de conscience, et qui se conduisent en conséquence.

Tous les philosophes des écoles modernes ont pris pour base de leurs raisonnemens *un homme philosophique*, c'est-à-dire *isolé*, qui n'a jamais

véritable canal pour chacun des nerfs. Bichat, et avant lui Reil, en ont démontré l'existence, mais ne nous ont rien appris sur sa nature intime.

existé. L'intelligence de l'homme se développe *par la parole,* parce qu'il est impossible de le concevoir autrement que comme *être social.* Supposez-le *seul, sans rapport avec ses semblables ;* ses sens, loin de développer son intelligence, ne l'élèveront pas même à l'instinct de l'animal, parce que l'instinct de la brute est dans l'*ordre* de la création, et que l'homme isolé n'y est pas. Nous prions encore le lecteur de voir sur ce point l'ouvrage très curieux et très instructif de M. l'abbé Montaigne, sur les sourds-muets.

Ainsi Locke, Condillac, comme tous les philosophes que l'on nomme *sensualistes,* par opposition à ces autres insensés que l'on appelle *spiritualistes,* etc., ont cherché la vérité hors du christianisme, c'est-à-dire là où elle n'est pas. Cette philosophie cartésienne est certainement ce que l'esprit humain a produit de plus faux. Elle tombe maintenant de toutes parts dans le mépris, et on la ruine de fond en comble.

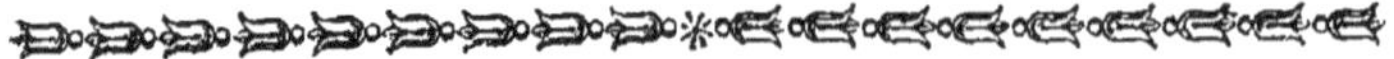

CHAPITRE III.

1. Réaction du Physique sur le Moral.

« On peut, dit un savant publiciste, concevoir l'influence de l'organisation sur l'âme, en
se rappelant le besoin qu'elle a des organes pour
atteindre sa félicité. Si les fonctions de la vie physiologique deviennent pénibles, contraintes, em-
barrassées, l'âme ne trouve plus dans le cerveau
qu'un instrument rebelle à ses désirs, et un sentiment de tristesse morale doit accompagner le dérangement de la santé. Ainsi, la cause de la mélancolie peut être matérielle, comme celle de la
gaîté peut être également matérielle par la raison
contraire. »

Le physique influe donc sur le moral ou le corps
sur l'esprit, ou enfin tous les organes sur le cerveau, organe spécial de la pensée et de la volonté.
C'est une vérité palpable pour les personnes qui se
connaissent le moins. S'il n'en était pas ainsi,

4

l'homme le plus obscur ne saurait nous expliquer, plus ou moins bien, les effets des tempéramens, de l'âge, du sexe, d'un régime bon ou mauvais, etc., sur les fonctions de l'encéphale, sur la détermination des penchans, sur la naissance des habitudes, etc.

2. *Des Réactions morales sur le physique.*

« L'âme, à son tour, continue M. Alletz, peut réagir sur les organes. Sa joie intellectuelle ranime la langueur de l'économie animale ; son ardeur imprime au sang inactif un véritable mouvement, et sa constance réfléchie triomphe de la faiblesse des organes qui l'enveloppent. C'est là vraiment ce qu'il faut nommer le *caractère*. *Avoir du caractère*, c'est demeurer volontairement fidèle, dans la pratique de la vie, aux règles de conduite adoptées par notre raison. L'homme de caractère, c'est Caton, dont l'âme, au milieu de l'univers dompté, demeure seule invincible. C'est l'homme de bien que les débris du monde écraseraient avant de l'avoir fait pâlir. Il faut donc reconnaître à-la-fois l'empire qu'exercent sur notre âme nos organes formés, au moment de la naissance, d'une certaine manière, et là réaction ultérieure que produit sur ces organes le développement de l'intelligence. »

Les matérialistes attribuent tout à la nature. Voyons d'abord ce qu'ils entendent par ce terme. Les uns en font leur Dieu unique; les autres la puissance créatrice de l'univers; ceux-ci l'ensemble des êtres créés; ceux-là l'ordre éternel ou âme du monde. Tous n'admettent point d'âme, mais bien une mécanique capable de se soutenir d'elle-même, et qui ne cesse d'exister que lorsque les rouages sont usés. Mais par qui et comment cette machine a-t-elle été formée, où est son régulateur? Nous savons de quelle manière se fait une horloge et par quels moyens ses mouvemens s'entretiennent; mais dites-nous, philosophes de toutes les sectes, où est le premier moteur de la pendule humaine?

Vous le sentez, vous le voyez même; mais vous

n'osez en convenir, parce qu'il vous faut une célébrité. Vous avez beau faire, il existe un principe spirituel, qui est *Dieu*, et cette nature que vous expliquez de tant de manières diverses, n'est que l'émanation de ses décrets éternels.

L'homo duplex existe donc : nous avons donc une âme, et un *Dieu* qui la dirige.

Revenons maintenant au véritable but de cet article, et prouvons, par quelques faits frappans, que le moral, à son tour, est susceptible d'influencer le physique.

Un entrepreneur de bâtimens qui réunissait toutes les apparences d'une santé parfaite, apprend brusquement que sa fortune va s'écrouler par suite d'une banqueroute considérable. Il tombe et meurt. On l'ouvre, on cherche dans toutes les cavités les causes d'une fin aussi subite ; rien ne se présente à l'habileté du scalpel auquel on a eu recours.

Un médecin, dont notre pays s'honore, arrive au milieu de quelques braves que le fer des Musulmans n'avait point intimidés, mais que la frayeur inspirée par la peste est près de moissonner. L'illustre Desgenettes imprime à leur esprit une autre direction, et fait ainsi sortir, de leur âme, l'idée du danger, qu'ils ne redoutaient que parce que les guerriers de la France préfèrent mourir les armes à la main.

Un chevalier qui n'est *ni sans peur, ni sans reproche,* est violemment tourmenté par la crainte de perdre un emploi lucratif, parce que, dit-il, il est depuis long-temps *souffrant des nerfs,* et que les médecins les plus distingués de la capitale n'ont pu changer sa *constitution,* qui est prédisposée aux ébranlemens du *système sensible;* aussitôt une débilité générale se manifeste dans les organes circulatoires, le sang arrive à peine aux vaisseaux capillaires, la face devient pâle; les étouffemens, l'oppression et d'autres phénomènes attestent que la respiration est gênée, la digestion interrompue, etc. Le médecin, nouvellement appelé, s'empare de l'esprit du malade, le rassure, et lui annonce que dans trois mois il reprendra ses fonctions pour ne plus les quitter, et qu'en conséquence il conservera sa place.

Cet officier supérieur, par son grade, continue de servir très activement , élève des maisons en France au lieu de bâtir des châteaux en Espagne, et rien n'annonce qu'il soit menacé de retomber dans le même état de maladie, puisqu'il y a plus de trois ans que ce fait a eu lieu, et que ce serviteur, quoique faible, n'a encore éprouvé aucun symptôme nerveux. C'est ainsi qu'on magnétise l'imagination d'un homme pusillanime.

Le jeune militaire nouvellement arraché aux foyers paternels, aux habitudes, aux inclinations de son enfance, aux tendres penchans de la nature, regrette les lieux qui l'ont vu naître, alors même qu'il les a quittés volontairement; toutes ses idées se réunissent sur un seul objet, il ne songe qu'au pays natal, le désir d'y retourner l'enflamme, irrite son imagination, et l'impossibilité de satisfaire ce besoin impérieux , développe en lui la cruelle maladie, dite *nostalgie.*

L'art combat vainement la *nostalgie,* elle moissonne une foule de sujets ; il n'est qu'un seul moyen auquel elle cède momentanément, c'est la permission de revoir ses foyers, et souvent le *nostalgique* est à peine en route qu'il a recouvré la santé. Nous avons eu occasion d'observer un grand nombre de *nostalgiques,* et nous les avons vus maigrir, se miner, s'éteindre insensiblement sans que rien pût prendre le moindre ascendant sur eux : tout leur moral était affecté, et la plaie profonde faite à leur cœur ne pouvait se cicatriser ; il semblait même que tous les moyens de distraction, auxquels nous avions recours, ne donnassent que plus d'activité à leur humeur sombre ; et lorsque nous les quittions, ils retombaient dans une mélancolie qui absorbait toutes leurs facultés. Abandonnés à eux-mêmes, ils éprouvaient de bien plus terribles angoisses.

CHAPITRE IV.

Connexions intimes de l'action cérébrale avec les fonctions d'organisation et de reproduction.

Le cerveau est, comme nous l'avons dit, le centre primitif de tous les phénomènes de la locomotion. La volonté est excitée par le jugement et les passions ; la volition est le résultat de son exercice, et, transmise par les cordons nerveux, elle est exécutée par l'appareil musculaire. Tous les mouvemens ont pour but l'entretien de nos relations avec les objets extérieurs, la conservation de l'individu ou celle de l'espèce; ainsi, tantôt ils se rapportent aux actes de l'intelligence, tantôt aux déterminations instinctives.

1° L'action cérébrale est liée avec la digestion, puisque la section de la *paire vague* affaiblit les forces digestives, puisque des dissections fréquentes ont fait voir une correspondance réciproque entre les maladies du bas-ventre, et les altérations du produit des facultés mentales.

2º L'action cérébrale est unie avec les mouvemens respiratoires, puisqu'une lésion du nerf *vague* ou du nerf *diaphragmatique* les fait disparaître.

3º L'action cérébrale est intimement liée avec la circulation puisqu'en interrompant leurs relations on suspend l'une et l'autre à-la-fois ; les battemens du cœur cessent par une blessure de la partie supérieure de la moelle épinière ; la ligature des artères carotides et des vertébrales, est suivie de la mort la plus prompte ; l'afflux plus abondant du sang artériel vers la tête développe les opérations de l'intelligence.

4º L'action cérébrale a des rapports particuliers avec la génération : ainsi, lors de certaines époques, le développement du système reproducteur, créant un nouvel ordre de sensations, entraîne des changemens remarquables dans les dispositions morales, comme dans la constitution physique.

Enfin, l'action cérébrale est nécessaire aux sé-crétions, à la nutrition, à la calorification, et se rattache d'une manière générale à l'organisme animal : les passions violentes, les méditations profondes, se peignent, en effet, par des signes manifestes dans tout l'individu ; la cessation su-bite de tous les phénomènes vitaux est la suite d'une apoplexie foudroyante : les *acéphales* ne pourraient donc subsister.

Nous avons successivement examiné l'appareil renfermé dans le crâne et dans le canal verté-bral, etc. ; mais le cerveau serait-il partagé en plusieurs départemens organiques, suivant l'in-génieuse expression de *Bordeu* ? et serait-ce sur chacune des divisions de ce viscère que le prin-cipe intellectuel agirait tour-à-tour pour dé-cider les différens actes de la pensée ? Cette hypo-thèse appartient à des physiologistes du premier ordre, et n'est point entièrement dépourvue de vraisemblance. Elle peut, au moins, faciliter l'explication de certaines aliénations mentales, limitées à une série particulière d'idées ; de certains phénomènes partiels de l'intelligence (comme les rêves, le somnambulisme); enfin, de cette espèce de délassement qui suit le changement de méditation, et qui semble indiquer le changement de siége du travail de l'esprit. Peut-être aussi la multiplicité des fonctions cérébrales, et la différence d'énergie de chacune d'elles , se concevraient-elles mieux par l'existence de la pluralité des portions organiques, et par leurs divers degrés de développement.

Ces subdivisions de l'encéphale n'excluraient toutefois pas l'unité de son action : ainsi une vie s'exerce bien avec plusieurs appareils, et une seule volonté avec les nombreux instrumens de la locomotion.

Peut-être les parties cérébrales nous laisseront-elles un jour apercevoir leurs différens usages, et si chacune d'elles remplit une destination particulière. Le Créateur, qui ne fait rien en vain, aurait-il mis inutilement tant d'art dans la formation du cerveau? aurait-il déployé, dans la structure de ce viscère, un arrangement si varié, sans attacher aucun dessein à chacune des pièces de cette savante architecture? mais nous doutons que ces usages puissent se transmettre à nos sens par la forme différente des protubérances du crâne.

CHAPITRE V.

1º *Du Sommeil.*

Nous croyons devoir terminer cette premièr
artie par quelques réflexions sur les deux phéno-
ènes physiologiques connus, la veille et le som-
eil, pendant lesquels le cerveau suspend ou
enouvelle son activité.

La cause première du sommeil nous est incon-
ue. Il s'annonce par des bâillemens et des pen-
iculations. Les sens externes ne tardent pas à
endormir successivement. Les causes occasio-
lles sont les fatigues du jour, le silence de la
it, l'absence des stimulans externes, et la pré-
nce des objets propres à émousser nos sensations.
e goût, l'odorat et la vue ne sont plus excités par
s stimulans extérieurs ; bientôt après, l'ouïe et
toucher ne répondent plus aux impressions qui
s frappent ; la voix et le mouvement ont aussi

cessé leur action. Les articulations se sont à moitié fléchies, et l'individu, replié en quelque sorte sur lui-même, semble ne présenter qu'une surface plus étendue à l'attaque imprévue des objets environnans.

Les différentes fonctions subissent également des changemens dans leur activité.

Le sommeil est complet quand il présente l'ensemble de tous les objets que nous venons d'indiquer; et partiel seulement, lorsque tous n'existent pas. Dans ce dernier cas, la voix, l'action musculaire, ou plusieurs actes de l'intelligence, peuvent continuer à s'exécuter, et même avec un surcroît d'énergie; des idées se reproduisent, se combinent d'une manière variée; et de là naissent les songes dont la nature est souvent modifiée par les sensations internes, émanées des organes de la digestion, de la circulation, etc. Les mouvemens du corps s'associent souvent au travail de l'esprit, et même aux accens de la voix et de

la parole ; et cet état de repos incomplet carac-
térise le *somnambulisme*, *qui n'est qu'une folie
incomplète.*

« Le *fou*, dit encore M. Alletz, et avec raison, n'est pas séparé entièrement du monde extérieur ; il reçoit des impressions immédiates, mais
il les confond avec les images de sa mémoire ; il
fait un mélange bizarre de ses sensations et de ses
souvenirs, et son âme est obligée de tirer des juge-
mens de cette combinaison monstrueuse qui se
renouvelle et se diversifie à chaque moment. Le
somnambule ne reçoit aucune sensation réelle ;
l'organe intérieur est seul éveillé chez lui, et son
intelligence ne peut agir que sur les images des
sensations passées. Le *fou* habite à-la-fois deux
mondes, et sa maladie consiste à ne pas les distinguer l'un de l'autre ; le *somnambule* n'habite
que le monde de son cerveau, et son état est le
rêve en action....

» Si l'âme ne demeure pas oisive chez l'homme
qui rêve, elle doit l'être encore moins chez celui

5

qui parle, marche et agit en rêvant. Aussi n'est-il pas rare de trouver les traces profondes de l'intelligence marquées sur les faits du somnambulisme. »

2. *De la veille*. Les causes de la veille tiennent à l'impression vive des sons et de la lumière, aux excitations internes, enfin à l'habitude, à la volonté même, et surtout à la réparation des forces physiques et morales ; dans ce dernier cas, le but du sommeil est complètement rempli.

Les sens reprennent successivement leur travail en suivant un ordre à-peu-près inverse à celui dans lequel ils l'ont abandonné.

L'âge, le sexe, le tempérament, les habitudes, le climat, la saison, etc., font varier la durée du sommeil et de la veille.

Sans cesser d'observer cette gravité si nécessaire dans la rédaction d'un livre de médecine, ne pourrions-nous pas, avec une espèce de justesse , comparer le système nerveux à une monarchie constitutionnelle, où tout se passe avec ordre et sans confusion de pouvoirs ?

Le cerveau est le roi, et cette foule d'autres organes qui lui sont soumis, ont chacun leurs fonctions, qu'ils remplissent avec exactitude et fidélité ! Le cœur , l'estomac , les poumons occupent les plus hautes fonctions et distribuent les rôles secondaires à des employés en sous-ordre , mais toujours sous la surveillance du monarque encéphalique, que la Providence *soutient* ou détrône à son gré , dans les grands comme dans les petits états.

Le sujet de la première partie de cet essai pouvait , sans doute , être exposé d'une manière plus étendue ; mais notre but était plutôt d'en donner un aperçu que d'entrer dans des détails qui eussent demandé des lumières bien supérieures aux nôtres.

DEUXIÈME PARTIE.

CONSIDÉRATIONS GÉNÉRALES SUR LES NÉVROSES.

Dans la série des phénomènes physiologiques que le Créateur offre au médecin, il n'en est point de plus digne d'attirer son attention, d'exciter son zèle et de commander son respect, que le phénomène de la sensibilité ; par elle tout vit dans la nature, depuis la mousse jusqu'au chêne, depuis l'insecte le moins pourvu d'instinct jusqu'à l'homme.

Privés de cette propriété, entourés d'agens nuisibles, de dangers imminens, nous serions sans cesse exposés à finir notre misérable existence.

Savans de toutes les époques et de toutes les sectes! retournez donc ainsi votre axiome : *Nihil est in sensu, quod non fuerit in intellectu*, et contentez-vous de croire. L'âme intelligente est un rayon du Créateur, que vous ne trouverez ni dans le *sensorium commune*, ni dans la *glande pinéale*, ni dans la *protubérance cérébrale*, ni dans l'origine de *la moelle allongée*, ni dans les entrailles. Cette âme, que le *physiologisme* place si bas, n'est point subordonnée aux sens, mais elle les règle comme elle dirige l'esprit.

Les nerfs seraient donc, par la sensibilité qu'ils possèdent exclusivement, les ressorts les plus essentiels de l'économie animale, s'ils ne l'étaient déjà par leur naissance, qu'ils tiennent du roi des organes (le cerveau), et l'influence qu'ils exercent sur le système de la vie.

Les maladies nerveuses ont reçu, des auteurs qui s'en sont spécialement occupés, différentes dénominations qui dérivent des parties sur lesquelles elles se sont fixées, des fonctions qu'elles troublent, de celles qu'elles abolissent, ou des phénomènes qui les accompagnent. De là, pour le premier cas, *l'odontalgie*, ou la douleur qu'on rapporte aux dents; *l'hystérie*, ou névrose utérine; *la sciatique*, ou affection du nerf de ce nom, etc.

Pour le second cas, la *diplopie*, ou vue double, *la dysécie*, ou audition faible, etc.

Pour le troisième, la surdité, la paralysie.

Pour le quatrième enfin, la démence, l'hydrophobie, etc.

Les affections qui nous occupent varient considérablement d'intensité, selon le tempérament de chaque individu et le défaut d'énergie de ses forces, l'âge, le sexe, l'influence des saisons, la fréquentation plus ou moins prolongée des personnes atteintes de ces maladies, les privations

qu'on a éprouvées , les habitudes , les émotions ,
les chagrins , etc.

Les observations ont constaté que les personnes
faibles , d'une constitution nerveuse , à passions
violentes , étaient les plus exposées aux maux
dont il s'agit ; que les femmes , qu'un médecin
nomme si peu galamment de véritables machines
à vapeurs , en étaient plus souvent tourmentées ;
et qu'en général , toute tension de l'esprit y pré-
disposait d'une manière particulière, de même
que l'abus des liqueurs spiritueuses et celui des
plaisirs énervans. C'est ce que nous examinerons
plus au long à l'article suivant.

On a remarqué également de la différence dans
l'apparition des symptômes principaux des maladies nerveuses. Dans les unes , la douleur et la
tension se développent dès leur invasion. Exemple , le *tétanos*. Dans les autres , comme dans la
paralysie , ces symptômes manquent entièrement.

Dans celles-ci , la sensibilité est exaltée ; dans

celles-là, il y a vraiment atonic de cette propriété, ce qui aurait dû engager les nosographes à distinguer les maladies du système nerveux en *sthéniques*, ou par excès de ton, et en *asthéniques*, ou par débilité (1).

La plupart des névralgies se retrouvent naturellement dans les premières, et le plus grand nombre des névroses, proprement dites, dans les *asthéniques*, quoiqu'il y ait peu loin, comme nous l'avons déjà fait observer, de névrose à névralgie; nous serions même tenté de ne considérer la névralgie que comme le premier degré de la névrose.

Les principes fondamentaux de la science devaient nécessairement faire admettre, 1° des

(1) Quelques oreilles se formaliseront peut-être de voir reproduire, aux beaux jours de la doctrine physiologique, le langage de Brown ; mais l'expérience nous en a démontré la justesse, et nous l'adoptons, quand même !......

névroses idiopathiques ou primitives; exemples :
la *névrite*, ou irritation d'un nerf, qui, d'après
MM. Martinet et Barras, se borne au névrilème ;
l'encéphalite, ou inflammation du cerveau que le
docteur Récamier, dont les efforts sont si souvent couronnés par des succès inespérés, a si
bien démontrée dans ses cours et combat si
heureusement dans sa pratique; l'inflammation de
la moelle épinière, que M. Ollivier d'Angers a ,
le premier, désignée sous le nom de *myélite*.

2o Des *symptômatiques* ou consécutives ;
exemples : les affections nerveuses qui, pendant
qu'elles étaient encore locales, ont atteint d'autres
organes, et ont déterminé des altérations secondaires, comme le *délire*, et le *carus* ou assoupissement, qui surviennent parfois dans la *gastralgie*
ou névrose de l'estomac.

Cette série est sans doute la plus nombreuse, si
l'on fait attention qu'il est rare qu'un organe soit
profondément affecté sans qu'il y ait névralgie ,
plus ou moins vive , puisque le système nerveux

se distribue aux parties les moins apparentes de l'économie animale.

3o Les *sympathiques*, qu'il ne faut pas confondre avec les précédentes, et qui se conçoivent facilement, lorsqu'on connaît les liens qui unissent les nerfs d'une même paire , deux nerfs d'un même côté du corps ; les nerfs enfin de tous les organes.

Bichat, le célèbre Bichat (sans les travaux duquel les médecins *physiologistes* feraient moins de bruit), en agaçant, après les avoir mis à découvert, les nerfs des membres supérieurs, occasionnait des convulsions dans des muscles des extrémités inférieures , bien étrangers sans doute aux nerfs que ce grand anatomiste soumettait à ses expériences. Ne sont-ce pas là des convulsions sympathiques ?

Un nerf optique est-il souvent lésé sans que l'autre le soit? Bichat, notre ancien maître, qui, mort à trente ans , a mérité que des honneurs publics fussent décernés à sa mémoire, et qu'il faudra toujours citer quand il s'agira de saine physiologie, fit, en notre présence, tomber un chat dans des mouvemens nerveux généraux, après avoir piqué le filet nerveux qui passe au-devant de la veine jugulaire externe.

Nous avons vu, en Suède, un général distingué, le baron T...., perdre la vue à la suite d'un coup de feu qui avait déchiré un rameau du nerf frontal.

On ne peut donc s'empêcher de reconnaître des névroses purement sympathiques.

Quant à la distinction des affections nerveuses, en aiguës et en chroniques, on ne doit y attacher que peu d'importance; car les chroniques passent très facilement à l'état d'acuité, *et vice versâ*. Cependant le *tétanos*, *l'ileus* ou névrose de l'intestin grêle, *l'asphyxie*, etc., sont essentiellement aiguës. Il serait même exact de considérer généralement les névralgies comme aiguës, et les névroses comme chroniques. Mais, encore une fois, cette distinction n'est que très secondaire, attendu que les unes et les autres reconnaissent pour leur production les mêmes causes; au reste, le traitement de ces altérations prouvera suffisamment, nous l'espérons du moins, en faveur de notre opinion.

Les maladies du système nerveux sont encore intermittentes, comme presque toutes les névralgies; ou continues, comme plusieurs névroses; ou périodiques, exemples: *l'hystérie,* l'épilepsie, etc.; car nous établissons une différence entre l'intermittence et la périodicité, quoiqu'il n'existe pas toujours une grande régularité, ni pour l'une ni pour l'autre; mais la périodicité n'en est pas moins ce retour marqué de certaines maladies à des époques régulières et déterminées; tandis que l'intermittence se manifeste plus rapidement, et que le danger, qui la suit, est souvent plus grand.

On a cherché, mais en vain, à expliquer les causes de tous ces intervalles dans la marche de plusieurs maladies ; ce sont de ces prévoyances de l'Eternel dont on ne se rendra jamais compte. L'homme ne pourrait, en effet, résister long-temps à une fièvre violente qui ne lui donnerait aucun relâche, à l'épilepsie, etc., que nous supportons cependant à cause des distances qu'elles mettent à reparaître. Si l'hydrophobie était périodique, on la guérirait vraisemblablement.

CHAPITRE PREMIER.

Causes prédisposantes.

Aɪɴsɪ que nous l'avons déjà dit, les névroses n'épargnent ni âge, ni sexe, ni tempérament; elles peuvent se montrer dans tous les climats, dans toutes les saisons de l'année, dans tous les lieux, et dans toutes les conditions de la vie; mais ces diverses circonstances peuvent leur imprimer des modifications qu'il est utile d'examiner.

1. *Age et sexe.* Les névralgies peuvent affecter les individus de tout âge et de tout sexe; elles sont, d'après l'observation, plus fréquentes et plus dangereuses chez les femmes et les enfans que chez les hommes, les adultes et les vieillards. Chez ces derniers elles sont surtout moins fâcheuses (principalement dans les pays chauds où elles passent souvent à l'état chronique), c'est lentement qu'elles les conduisent à la mort.

Il est vrai cependant que chaque époque de la vie a ses névroses propres; il en est de même de chaque sexe; dans l'enfance le cerveau et le système nerveux présentent un volume relatif considérable. La dentition et la présence des vers dans les intestins, à laquelle cet âge est plus particulièrement sujet, l'expose beaucoup plus souvent aux convulsions; il faut placer ici une mauvaise éducation physique, cause si commune des nombreuses affections du système nerveux.

La puberté termine l'enfance; à cette époque le système vasculaire, peu développé dans le premier âge, prend une force d'activité qui domine sensiblement celle du système nerveux.

Les maladies de la jeunesse offrent évidemment l'action augmentée surtout du système artériel. Mais à cet âge, les passions et l'activité particulière des facultés intellectuelles, étant continuellement en jeu, le système nerveux reçoit une disposition très favorable à contracter la fièvre maligne, dite nerveuse par *Stoll*.

Dans l'âge viril la pléthore veineuse, il est vrai, succède à la pléthore artérielle, mais cet âge n'en est pas moins exposé à la sciatique, et les passions, comme nous le verrons, causent également du trouble dans le système des nerfs.

Tout dégénère dans la vieillesse, tous les systèmes languissent et ne tardent pas à être anéantis. La fin de la vie générale est annoncée peu à peu, et sans secousse, par la mort successive des différens organes. « Dieu, dit Montagne, fait grâce à ceux à qui il soustrait la vie par le menu ; c'est le seul bénéfice du vieillard. La dernière mort en sera d'autant moins pleine et nuisible ; elle ne tuera plus qu'un demi ou un quart d'homme. »

La sciatique est une espèce de fléau de la vieillesse ; sous le rapport moral, chaque âge produit aussi dans l'homme de grands changemens ; chez les enfans, les facultés de l'âme sont peu développées. Les objets se gravent facilement dans leur mémoire, mais ils en sortent de même. La gourmandise et la curiosité sont leurs passions dominantes. « Les enfans n'ont ni passé ni avenir, dit La Bruyère ; mais, ce qui ne nous arrive guère, ils jouissent du présent. »

L'imagination est la faculté de l'âme la mieux développée chez les jeunes gens : l'amour est leur passion dominante. L'impétuosité et le goût de l'indépendance forment leur caractère.

Dans l'âge mur le jugement est tout-à-fait en vigueur. Les passions s'agitent autour de lui pour s'en emparer.

Les facultés de l'âme éprouvent dans la vieillesse le même décroissement que nous avons remarqué dans les organes du corps (1).

(1) Il faut en excepter les vieillards *religieux* : il en est un grand nombre dont toutes les facultés intellectuelles semblent s'accroître sans cesse et jusqu'au dernier moment ; preuve frappante que Dieu est la vie de notre âme. *In Deo vivimus, movemur et sumus,* dit l'apôtre.

Prima languescit senum
Memoria longo , lassa sublabens situ.

Ces courtes considérations sur les âges ne prouvent-elles pas encore les rapports qui existent entre le physique et le moral.

Les femmes conservent long-temps le tempérament de l'enfance. On remarque chez elles la même fréquence respective du pouls, la même imperfection dans la vigueur de l'âme et du corps, la même inconstance de caractère (1), de

(1) Nous ne dirons pas *moins innocente*, pour ne rien adresser de désobligeant à ce sexe qui vaut bien le nôtre. L'homme n'a en effet, de plus que la femme, que la force dont il fait trop fréquemment un si indigne usage ; encore est-ce de la force physique que nous entendons parler, car la force morale est plus réelle chez la femme que chez l'homme, à moins qu'on ne veuille faire consister cette faculté dans l'enlèvement d'une redoute, dans le duel, etc. Nous ne craignons pas de le répéter, les femmes qui sont courageuses, ont plus de cette vertu que les hommes. Écoutons un moment un

plus une sensibilité exquise, une irritabilité ex-cessive. La grossesse, cette fonction qui nous les

de nos plus sincères écrivains sur ce sujet si digne de notre admiration comme de notre intérêt :

« Des formes douces et gracieuses de cette moitié du genre humain, de la délicatesse de ses fibres, de la mollesse et du développement de son tissu cellulaire, l'on doit attendre toutes les affections d'humanité, de compassion, de charité tendre, de conciliation, qui entretiennent la société, lient ses divers membres, resserrent les nœuds de la famille, et forment le plus délicieux apanage de la maternité. Par sa faiblesse, la femme sent le besoin de s'attacher, d'aimer, de plaire ; elle s'adresse au cœur, elle se plaint au cœur ; jamais l'enfant n'implore en vain sa pitié : elle brave toutes les souffrances, elle affronte tous les dangers pour son fils ; elle s'élance pour le sauver, dans les flammes comme dans les ondes : tous les infortunés lui appartiennent. Dévouée à l'opprimé, à l'infirme, elle partage ses afflictions, elle se charge de ses douleurs ; on la voit marcher à l'échafaud avec une victime ; et, satisfaite de ses sacrifices, elle ne demande pas de plus douce récompense que d'être aimée.

» Ne sont-ce pas des femmes qui ont porté la vertu

rend si chères et si précieuses, après qu'elles ont obtenu notre amour par la douceur, les grâces,

jusqu'aux plus sublimes excès! C'est Alceste mourant pour son époux; c'est une Indienne se précipitant sur le bûcher qui consume son mari; c'est une Lacédémonienne sacrifiant son fils échappé à une défaite; c'est Éponine se dévouant avec Sabinus aux longues horreurs de la misère et de l'exil; c'est Arrie montrant à Pœtus l'horreur d'une belle mort; ce sont encore ces magnanimes Françaises qui accompagnaient dans la proscription, dans les cachots, dans les supplices, des parens, des fils, des époux, au milieu de nos tourmens révolutionnaires. »

Nous ajouterons : c'est une illustre fille de France, épuisée par la douleur, qui suivait en tous lieux l'auguste frère de son père et roi, tombé sous l'horrible instrument de l'anarchie, qu'on a oublié de soustraire à ses yeux flétris par les larmes; c'est une princesse sublime qui, pour sauver à la patrie un Bourbon de plus, brave le coup terrible que lui fait subir le fer assassin ; ce sont enfin ces filles hospitalières que rien n'arrête, ni les peines, ni les fatigues, ni les privations, ni la contagion, pas même la mort, quand il est question de secourir l'infortune.

le charme de l'innocence et de la faiblesse, les expose bien plus fréquemment aux maladies ner-veuses que les hommes.

2. *Climats*. Les névroses ont été observées sur tous les points du globe ; elles règnent surtout dans les contrées où la chaleur est intense ; elles sont (quelques-unes du moins) comme endémi-ques dans les pays méridionaux, où la sensibilité est singulièrement exaltée.

D'autres sont plus fréquentes chez les nations septentrionales, où le froid diminue et supprime la transpiration. Les rhumatismes en sont un exemple.

Les pays bas, humides, marécageux, comme la Hollande, l'Angleterre, etc., ont aussi leurs névroses. La *sciatique* et les maladies nerveuses que l'on remarque dans la cité du *spleen* (Lon-dres) en sont des preuves suffisantes.

L'atmosphère, dans les îles Britanniques, est

en général brumeuse, surchargée de substances étrangères ou irritantes. Aussi voit-on ses habitans accourir, aussitôt que cela leur est possible, dans notre belle France, et préférer le ciel pur de la Touraine, comme leur offrant le plus de ressources hygiéniques contre cette névrose qui les porte à se suicider avec calme et sang-froid, souvent même au milieu des honneurs, des jouissances domestiques les plus recherchées.

Nous ne prétendons cependant pas que ce soit uniquement l'air de leur pays qui porte les Anglais au *tœdium-vitœ*, mais nous pensons qu'il y est pour beaucoup, puisqu'au milieu des riantes distractions de l'Italie, et sous la température de notre patrie, ils cessent de s'ennuyer et sont beaucoup moins portés à se détruire (1). Nous croyons donc que beaucoup d'autres causes multiplient le suicide chez eux.

(1) Nous tenons de plusieurs médecins de Londres, que, depuis 1815, les suicides en Angleterre sont d'un tiers moins communs.

Nous nous dispenserons de les énumérer, pour ne pas encourir le courroux de ces favoris d'Eole et de Neptune.

Les affaires publiques qui, dans ce pays, occupent si sérieusement les hommes d'état, fatiguent ces derniers d'une manière extraordinaire. On les voit, pour peu qu'ils soient contrariés, se pendre ou se couper la gorge; aussi le gouvernement anglais est-il le plus riche et le plus puissant, mais le moins moral de l'Europe civilisée.

Ce qui nous étonnera long-temps, toutefois, c'est qu'après une concession semblable faite à l'avantage de notre situation topographique, les Anglais ne veuillent pas, par pur orgueil national, reconnaître l'influence du climat et apprécier, en partie du moins, l'importance d'un traitement médical approprié à l'état de l'air, du lieu, etc.; ce qui est cause qu'on les voit souvent et rapidement enlevés par des affections qui, dirigées plus sagement, céderaient avec facilité.

Ils préfèrent souffrir avec une dose de *calomel*,

de *poudre de Gyms* ou d'huile *de castor*, que d'être soulagés par un régime convenable, qui guérit souvent et ne nuit jamais.

Nous n'oublierons pas l'observation que nous fit un Anglais, dont la femme, accouchée tout récemment, éprouvait une irritation d'entrailles violente, et pour laquelle nous proposions une trentaine de sangsues sur le ventre, etc. « En Angleterre, nous dit-il, on purge avec l'huile de castor jusqu'à deux, trois et quatre fois. » En France, lui répondîmes-nous, nous *traitons nos dames plus doucement*. Notre avis ne fut point suivi, et la malade succomba à tous les déchiremens que cause presque constamment un pareil incendie.

Dans une circonstance semblable, le contraire fut fait, et la nouvelle accouchée, quoique plus faible, fut complètement guérie.

Nous fûmes un jour invité à nous rendre auprès d'un colonel anglais qui souffrait horriblement d'une maladie du foie. « Je vous remercie,

Monsieur, nous dit-il, mais j'aime mieux être envoyé dans l'autre monde par un médecin de ma nation, que d'être *même* sauvé par un docteur français. Les médecins de ce pays sont peu capables ; ils vous laissent mourir. Cependant, si vous voulez me donner votre opinion par écrit, je la communiquerai à mon médecin que j'attends. »

Nous remerciâmes ce malheureux des choses obligeantes qu'il venait de nous adresser, l'assurâmes qu'il valait mieux, quand on ne pouvait faire autrement, laisser mourir ses malades que de les assommer. L'opinion que nous laissâmes à notre confrère britannique, la voici : « Nous proposons au docteur A.... de faire entrer le colonel W..... à Charenton, ou dans une maison de santé. »

Nous ne croyons pas être sorti de notre sujet en entrant dans ces détails minutieux ; nous avons voulu prouver que l'influence des climats est plus importante qu'on ne le pense en Angleterre, et qu'un habile médecin, qui n'a jamais quitté Londres, peut n'être qu'un mauvais praticien à Paris ou ailleurs, *et vice versâ*.

3. *Saisons*. Les névralgies peuvent régner dans toutes les saisons ; mais c'est surtout dans les saisons humides et froides que plusieurs exercent leurs tourmens, tandis que d'autres sont plus communes dans les fortes chaleurs de l'été, où les grandes vicissitudes du chaud au froid sont plus sensibles et plus dangereuses.

C'est pendant l'été que se manifestent la manie, l'hydrophobie, l'épilepsie, le tétanos, les coliques nerveuses, l'iléus, la nymphomanie, la catalepsie, le somnambulisme, etc., parce que c'est alors que la chaleur épanouit le système nerveux à l'extérieur, qu'elle avive ses fonctions, surtout quand elle n'est pas intense.

L'hiver, au contraire, excite plutôt les toux convulsives, les vertiges, les céphalalgies, les apoplexies, etc.

4. *Tempéramens*. Les névroses peuvent attaquer tous les individus quel que soit leur tempérament ; mais ce dernier peut influer beaucoup sur leur développement : aussi les voit-on s'adresser de préférence aux personnes douées d'un tempérament nerveux, d'une constitution faible, délicate, sensible, irritable ; aux convalescens ou valétudinaires, aux hypocondriaques, aux phthisiques, etc.

5. *Lieux*. Les névralgies peuvent régner dans tous les lieux, comme sous toutes les températures, dans toutes les saisons ; car il existe pour ces maladies, comme pour beaucoup d'autres, des variations infinies, et des exceptions sans nombre à tous les principes qu'on veut établir ; mais l'expérience a généralement démontré leur présence dans les lieux élevés, humides ; dans ceux où l'air est vif, où dominent les vents du Nord et du Sud.

6. *Profession*. Les maux de nerfs s'attachent de préférence à ceux qui se trouvent plus expo-

ses aux vicissitudes atmosphériques et au passage brusque du chaud au froid. Tels sont les marins, les soldats, les cultivateurs, les indigens; aux hommes de lettres, de cabinet, dont l'esprit est constamment tendu, aux personnes qui mènent une vie molle et efféminée, à celles qui spéculent beaucoup; aux ouvriers qui travaillent les métaux, tels que le plomb, le mercure, etc.; à ceux qui broient les couleurs.

Les grands du monde n'en sont point à l'abri. La vie sédentaire qu'ils mènent, la dissipation, les plaisirs de tous les genres les exposent à leur tour aux maladies du système nerveux. On pourrait citer plus d'une tête couronnée qu'ont frappées la manie ou la démence, et c'est encore chez nos superbes voisins d'outre-mer que notre opinion trouverait un plus grand nombre d'appuis.

CHAPITRE II.

Causes occasionelles.

1. *Atmosphère*. Parmi le grand nombre de causes susceptibles de produire les névroses, il n'en est pas de plus fréquentes que celles qui suppriment d'une manière subite la transpiration cutanée, et portent sympathiquement sur le système nerveux un surcroît d'action destiné à y suppléer.

Au premier rang des causes agissantes ou déterminantes, nous placerons donc les vicissitudes atmosphériques, l'humidité froide, la température chaude et également humide, les temps nébuleux, l'insolation sur la tête, le refroidissement du corps, notamment des pieds; l'inspiration d'un air altéré par des odeurs fortes ou par des miasmes délétères. Ainsi la proximité des fosses d'aisances, des cimetières, ou autres lieux de sépulture, des fabriques d'acides minéraux, l'habitation dans des lieux où se trouvent entassés beaucoup d'individus malades.

2. *Choses appliquées à la surface extérieure du corps.* Cette section fournit peu de causes aux maladies nerveuses, si ce n'est l'emploi des vêtemens trop légers en hiver et trop lourds en été, l'application de vêtemens mouillés sur la peau, l'oubli des premiers soins de propreté, les bains trop froids ou trop chauds, les ligatures trop serrées, l'usage des cosmétiques, etc.

3. *Alimens et boissons.* C'est surtout parmi ceux-là que se trouvent fréquemment plusieurs causes des affections du système nerveux. L'usage d'alimens de mauvaise qualité, âcres ou indigestes, le pain fait avec le seigle ergoté, le porc ou salé ou fumé, l'usage exclusif d'une nourriture de porc-frais, de fruits âcres ou acerbes, de boissons vineuses ; l'abus des liqueurs spiritueuses, du café, du thé, des aromates, des narcotiques, des remèdes débilitans ; l'emploi des purgatifs

drastiques, les préparations mercurielles, la présence des vers dans les intestins, etc.

4. *Sécrétions extérieures*. La suppression de quelques fluxions habituelles naturelles ou accidentelles ; de la transpiration, des hémorragies nasales, du flux hémorrhoïdal, des cautères ou autres exutoires à la peau, existant depuis long-temps et qu'on a inconsidérément laissé fermer, la métastase de quelque virus sur un organe principal ; l'abus des plaisirs vénériens, l'onanisme, etc.

5. *Conduite*. Les fatigues extrêmes du corps, les veilles prolongées, l'indolence, l'oisiveté, le repos absolu, les marches excessives pendant les grandes chaleurs, surtout si en même-temps les sujets font usage d'une nourriture abondante ou excitante, qu'ils prennent de l'eau froide, ou même modérément des boissons alcoholiques ; c'est ce qui s'observe chez les moissonneurs.

6. *Passions*. Faire l'histoire des causes occasionelles des névroses comprises dans les passions,

-c'est faire celle des causes les plus fréquentes des maladies nerveuses. Entrons donc un moment dans le domaine de ces causes.

« Pour connaître l'homme, dit le spirituel et profond auteur de la Physiologie des passions, il faut le chercher dans son âme, et non dans les organes matériels de son enveloppe corporelle. » « L'homme extérieur, ajoute Dupaty dans sa trente-troisième Lettre , n'est que la saillie de l'homme intérieur. » Les passions, qu'elles soient tristes comme le chagrin, l'ennui, la mélancolie, la nostalgie ; ou vives, telles que la colère, l'emportement, la joie, la culture excessive des facultés intellectuelles, troublent les fonctions et rendent l'influence des alimens beaucoup plus énergique. En réveillant la susceptibilité nerveuse des intestins, elles produisent le spasme, et par suite la concentration des forces vitales vers ce point, d'où naît l'irritation, l'afflux du sang, et enfin l'inflammation ; il devient donc important d'exposer rapidement ici l'origine des passions, de faire mention des organes sur lesquels elles exercent leur influence 'et comment elles altèrent les fonctions et produisent, par suite, des lésions dans la structure des parties.

Avant que les travaux des moralistes modernes eussent éclairé l'histoire des passions, les philosophes anciens avaient eu sur elles des idées plus ou moins exactes. *Pythagore*, et après lui *Platon*, frappés des combats que l'homme éprouve intérieurement, entre les désirs de satisfaire ses goûts naturels ou ceux qu'il s'est formés, et la raison qui tend à supprimer ces désirs quand ils se portent sur des objets qu'elle condamne, ont reconnu en nous deux parties : l'une, tranquille et située dans la tête, qu'ils ont nommée raison *sereine* ou maîtresse des cupidités ; l'autre brutale, sauvage, farouche, asservie aux voluptés et s'y livrant sans mesure : c'est elle que Platon compare à un cheval sans frein. Fondée sur l'influence du physique sur le moral, cette distinction relative à l'origine des passions, a été adoptée par quelques pères de l'Église ; on la retrouve dans saint Paul et dans saint Augustin.

D'autres philosophes, peu satisfaits de cette division, dirent qu'il y avait trois âmes, la raisonnable, qu'ils établissaient toujours dans la tête; l'animale, ou celle qui cause nos désirs, à laquelle ils donnaient le foie pour domicile; enfin la vitale ou l'irascible; celle-ci, logée dans le cœur, était le siége de la colère.

Le chef des stoïciens, Zénon, qui, comme le dit M. Alibert, regardait la vertu comme le premier instrument de la félicité des peuples, définissait ainsi les passions : c'est un trouble d'esprit contre nature, qui empêche la raison de gouverner l'homme, qui maîtrise la volonté et renverse le libre-arbitre.

La joie, la douleur et le désir, étaient les principales passions admises par les sectateurs d'Épicure.

Les péripathéticiens en admettaient huit primitives : la colère, la peur, la douleur, la pitié, la joie, l'amour, la haine et la confiance.

Hippocrate et le médecin de Pergame, son

commentateur, considéraient les passions comme des mouvemens contre nature de l'âme raisonnable ; toutes, suivant eux, ont pour origine un désir sans cesse renouvelé et qui s'irrite à mesure qu'il est satisfait.

Cicéron, après une longue énumération des passions, leur donne à toutes l'intempérance pour origine.

Les philosophes du moyen âge, asservis aux doctrines d'Aristote, adoptèrent les principes des péripathéticiens.

Descartes traita des passions d'après sa philosophie, et, renouvelant une hypothèse ancienne, les regarda comme des esprits vitaux, provenant d'un petit corps glanduleux que l'on trouve dans le cerveau près la voûte à trois piliers, ganglion dans lequel son imagination avait placé l'âme.

Van Helmont donna à son *archée* le pouvoir de mettre en jeu les passions, qu'il ne regarde que comme les agens de cet être idéal.

Sthal à son *âme rationnelle* (espèce de principe conservateur et prévoyant , auquel il fait régir l'organisme), celui de les exciter, toujours dans des intentions salutaires , pour garantir le corps de ce qui peut lui être nuisible.

Hoffmann donna pour principale origine aux passions , des désordres survenus dans la circulation du sang.

Boerhaave , *Van-Swiéten* , et les nombreux disciples sortis de l'école de Leyde, considérèrent les passions comme des mouvemens particuliers aux esprits infernaux , et se livrèrent à des suppositions erronées sur les changemens et les dispositions de ces esprits.

Plus tard , *Buffon* , et d'autres écrivains moins célèbres , rappelèrent l'attention sur l'opinion de Van-Helmont, en faisant soupçonner que le siége des passions était plutôt dans le centre épigastrique que dans toute autre partie du corps : cette opinion , *Bichat* l'a développée avec son génie accoutumé ; mais ce grand homme paraît avoir tenu peu de compte de l'action de la vie animale dans la production des passions, qu'il regarde comme siégeant exclusivement dans les viscères.

Les moralistes et les métaphysiciens modernes, Mallebranche, Locke, Condillac et Helvétius, n'ont traité des passions que sous le point de vue intellectuel ; ils se sont bornés à étudier leur influence sur le moral ; ils les ont fait naître; puis, les suivant dans leur développement, ils ont vu leurs efforts relativement au bonheur des individus, des sociétés particulières et des nations ; ils ont donné des préceptes dans l'intention de combattre et de diriger les passions.

Il appartenait au moraliste médecin, que nous avons déjà nommé, et que nous aurions voulu voir *contribuer* à l'éducation du jeune Prince, espoir de la patrie, d'envisager les passions sous tous les rapports. Plus versé, que les grands hommes qui l'ont précédé, dans la structure du corps humain, reconnaissant la puissance d'en-haut comme la seule créatrice du génie de l'homme, armé du flambeau de la physiologie, M. Alibert pénètre dans l'empire des passions, et y recherche les dispositions qui sont les plus favorables au développement de ces oppresseurs du cœur humain.

Ce grand médecin reconnaît dans tout être vivant quatre penchans innés, qu'on peut envisager comme les lois primordiales de l'économie animale.

Le premier est *l'instinct de conservation*, celui par lequel l'animal réagit contre les causes de destruction et résiste aux périls qui le menacent.

Le deuxième est *l'instinct d'imitation*, par le secours duquel l'être vivant agrandit, fortifie ses facultés natives, et perfectionne en quelque sorte l'œuvre de la création.

Le troisième détermine à rechercher nos semblables, à correspondre avec eux par une mutuelle sympathie, etc. C'est *l'instinct de relation*.

Le quatrième est *l'instinct de reproduction*,

qui a donné naissance à la plus noble , à la plus généreuse des passions humaines.

De chacun de ces penchans notre habile professeur fait découler tous les phénomènes du système sensible , connus sous le nom de passions. Ainsi , le premier donne lieu à *l'égoïsme* , cette maladie , *malheureusement trop commune* , qui compromet souvent les intérêts *de l'ordre social* , et qui s'est manifestée *sous plusieurs formes à toutes les époques de la civilisation*. La terrible et mémorable campagne de Russie a offert à nos yeux les effets les plus épouvantables de cette cruelle passion.

Pendant cette affreuse calamité , le soldat méconnaissait et repoussait son général , le fils fuyait son père en danger de perdre la vie , le père abandonnait ses enfans , chacun enfin ne pensait qu'à soi ; l'horrible *moi* était l'unique pensée de tous ; et encore quelques jours , l'homme le plus doux serait devenu le plus féroce ; les braves de la grande armée se seraient dévorés entr'eux.

L'instinct d'imitation fournit l'émulation, l'envie, l'ambition.

L'instinct de relation fait naître la bienveillance, l'amitié, l'estime, la considération, le mépris, la moquerie, la pitié, l'admiration, l'enthousiasme, la reconnaissance, l'ingratitude, la haine, la vengeance, la justice, l'amour de la guerre, l'amour de la gloire, l'amour de la terre natale.

L'instinct de reproduction, enfin, engendre l'amour conjugal, l'amour maternel, l'amour filial.

On voit donc que chaque passion tient son origine de chaque instinct; en effet, on ne saurait nier que c'est dans l'intention seule de combler des désirs enfantés par des besoins innés, ou produits par l'état de civilisation, que tous les hommes mettent en jeu leurs ressorts pour arriver au souverain bien dont ils se font l'idée. Ces quatre instincts sont donc les pivots sur lesquels roulent toutes nos passions, et convenons qu'il serait dif ficile de mieux les suivre que ne l'a fait M. Alibert, en observant le mode suivant lequel les impressions agissent sur nous.

De cette manière de voir aussi lumineuse que physiologique, on peut conclure que certaines passions existent au plus haut degré chez l'homme, que chez lui elles agissent sur le cerveau, qui les rend plus violentes et plus nombreuses; et qu'elles prennent aussi naissance dans le système nerveux de la vie intérieure.

Voyons maintenant comme elles agissent pour apporter le trouble dans les organes et leurs fonctions.

On ne saurait être affecté de passion, sans que ce qui se passe en nous ne soit indiqué par des changemens, soit dans les traits du visage, soit l'attitude du corps. La tête en entier prend, dans les passions, des dispositions et des mouvemens différens.

Elle est abaissée dans l'humilité, la honte et la

tristesse ; inclinée vers l'épaule dans la langueur et la pitié ; élevée dans l'arrogance ; fixée droite dans l'opiniâtreté , etc. Si nous passons à la vie intérieure, nous voyons que la colère accélère les mouvemens du cœur, et rend la circulation plus fréquente.

Philippe V, roi d'Espagne, apprend la défaite des Espagnols près de Plaisance, et meurt subitement ; l'ouverture de son corps démontra qu'il avait succombé à un anévrisme du cœur.

Un général de nos amis à qui Bonaparte avait ordonné d'enlever une redoute , ne peut y parvenir malgré sa valeur et l'intrépidité de ses soldats , il tombe mort. L'autopsie laisse voir une rupture de la rate.

Un auteur dramatique meurt subitement pour n'avoir pas obtenu , pour une de ses productions , le succès sur lequel il comptait. L'autopsie prouve qu'une rupture du foie a été la cause de la cessation de la vie de cet auteur.

La plupart des phthisies pulmonaires qui moissonnent à la fleur de leur âge, tant de jeunes personnes, n'ont dans beaucoup de cas d'autre origine qu'un amour contrarié, surtout quand on est prédisposé à cette maladie par sa constitution.

Les forces digestives présentent aussi des phénomènes morbides dans les passions qui nous agitent ; ne ressent-on pas une vive impression dans la portion pylorique de l'estomac toutes les fois que l'on est fortement ému ? La digestion n'estelle pas souvent interrompue par une nouvelle agréable ou fâcheuse ?

La nostalgie n'affecte-t-elle pas, et très profondément, les viscères du bas-ventre ? Combien d'avortemens produits par la frayeur, etc.

Les organes glandulaires éprouvent également, de la part des passions, des influences marquées. La bile, dans une frayeur subite, cesse de couler dans le *duodenum*, et les lymphatiques la transportent dans la masse des humeurs, qui lui doivent la couleur jaune dans l'*ictère*.

Un accès de colère augmente la sécrétion du foie, qui est rejetée par le vomissement ou par les selles dans le *cholera-morbus*, et le flux bilieux. La glande lacrymale sécrète les larmes en abondance dans le chagrin et dans la joie , et les physiologistes ont fait remarquer que les peines morales avaient des effets moins funestes quand cette sécrétion avait lieu.

L'exhalation et l'absorption , au moyen desquelles s'opère la nutrition , éprouvent également , par l'effet des passions , des altérations , mais dont on ne s'aperçoit qu'à la longue. Citons encore les nostalgiques qui maigrissent à vue d'œil. Marc-Aurèle Séverin rapporte que le sang sortit de toutes les ouvertures du corps à une religieuse effrayée de se voir entourée de soldats ennemis qui avaient l'épée nue , et qu'elle mourut en leur présence.

La manière plus ou moins exacte avec laquelle s'exécutent les fonctions, est souvent liée à un état variable des facultés intellectuelles.

Ne sait-on pas que souvent le sort des nations, en bien ou en mal, n'a tenu qu'à l'exercice facile ou pénible des fonctions digestives des hommes qui les gouvernaient? Le cardinal de Richelieu n'était jamais aussi sévère que lorsque les fèces étaient retenues depuis long-temps dans le gros intestin.

Il n'est pas de notre ressort de nous étendre longuement sur tous les préceptes, tant sages qu'absurdes, donnés par les philosophes pour s'opposer aux passions; mais il entre dans notre sujet d'en parler succinctement, et c'est ce que nous ferons au chapitre qui traite des moyens de prévenir les névroses; car enfin s'opposer aux passions, ou tout au moins les atténuer, c'est diminuer le nombre de plusieurs des maladies du système nerveux.

7. *De la contagion.* Nous avons omis à dessein, en parlant des causes des névroses, de faire mention de la contagion. Nous avons voulu en faire un article à part, afin de bien nous fixer sur

ce qu'on doit entendre par maladies contagieuses. Nous n'avons pas la prétention d'éclaircir la discussion qui s'est déjà agitée, et qui s'agitera encore au sein de l'Académie Royale de médecine ('après avoir été effleurée à la chambre des députés), et sur laquelle le très érudit Pariset a raisonné avec une logique si fortement serrée, et appuyée sur des faits si concluans pour ceux qui ont vécu aussi au milieu des épidémies.

Certes si on s'attachait exclusivement au mot *contagion* pour admettre des maladies contagieuses, nous convenons qu'il n'en existerait qu'un petit nombre, attendu qu'il faudrait toucher *immédiatement* le malade, ou ses vêtemens, pour contracter sa maladie; mais ne voit-on pas des affections se transmettre par des miasmes, par des corpuscules malins, par la cohabitation avec les personnes sans les toucher? L'aspect d'un accès d'épilepsie n'a-t-il pas occasioné souvent cette maladie chez des sujets qui n'en avaient éprouvé aucune atteinte? N'a-t-on pas vu des individus devenir hydrophobes par le seul effet de l'imagination terrorifiée ? On pourrait en citer un exemple tout récent et bien extraordinaire ; la ville de Berlin en a été frappée de stupeur.

Ainsi, quand on dit qu'une maladie est contagieuse, on entend et on doit entendre qu'elle est transmissible, communicable, par d'autres voies que par celle du toucher seulement. Si on l'aimait mieux, on pourrait dire que la fièvre jaune n'est pas contagieuse, mais susceptible d'être transmise ; ne serait-ce pas avouer qu'un ou plusieurs individus venant de Saint-Domingue, des Antilles ou du Mexique, atteints de cette fièvre, et qui seraient établis au milieu d'une population, infecteraient à coup sûr une partie de cette réunion, et souvent la masse tout entière, surtout si elle était très resserrée dans un espace peu considérable ? D'où nous concluons que les mesures sanitaires sont indispensables, dussent-elles même être inutiles.

MM. Caillot (*Traité de la fièvre jaune*) et Bailly (*Traité du typhus d'Amérique*) qui ont vu ce fléau sur le théâtre où il exerce ses plus grands ravages, annoncent sa contagion, ou plutôt sa transmissibilité, par le détail de faits incontestables, et on nous permettra de nous en rapporter à eux, comme à d'autres médecins dignes de foi qu'il serait inutile de citer ici.

Encore une fois, on ne peut avoir une contagion si on n'en est imprégné, et nous ne pensons pas que nous, Français, soyons porteurs du germe de la fièvre jaune. Nous n'avons cette maladie que quand on nous l'a donnée.

Si le malheureux Mazet, à l'exemple de son vertueux et intrépide chef, M. Pariset, n'eût point paru à Barcelonne, il n'aurait point été frappé de la fièvre jaune dans notre capitale ; et si l'on n'eût point importé cette fièvre à Barcelonne, elle ne s'y fût point déclarée, puisqu'on n'y remarque jamais cette chaleur brûlante de Saint-Domingue, ni lieux bas et marécageux, ni émanations délétères (autres que celles qu'on y introduit), ni un air constamment humide, ni entassement d'individus, etc., etc. Circonstances sans lesquelles la fièvre jaune ne pourrait se développer.

Un corpuscule pris dans le lieu où cette maladie fixe habituellement sa résidence, où sont contenus les foyers primitifs d'où sortent ses élémens, est importé par un corps poreux quelconque, et déposé dans une cité qui ne fut jamais témoin de ce fléau ; en voilà assez pour que tous ses habitans, si on ne se hâte de prendre des mesures sévères, soient frappés de la maladie dont ce corpuscule est le germe.

Pour bien s'assurer du nombre réel des partisans de la contagion de la fièvre jaune, dans la chambre des députés et l'Académie Royale de médecine, il faudrait qu'un ou plusieurs de ces corpuscules fussent introduits au milieu de ces réunions distinguées. Nous sommes tenté de croire que les issues des salles qu'elles occupent ne seraient ni assez larges, ni assez multipliées.

Il est même douteux que la fièvre jaune ne soit pas contagieuse *dans la force du mot*. Cette ques-

tion ne pouvant donc être résolue dans l'état actuel de la science, il faut prendre des mesures
sanitaires.

Que vous parquiez vos malades en plein air
comme des moutons, ou que vous les séquestriez
d'une autre manière, il vous faudra toujours avoir
recours à des précautions coûteuses. D'où nous
concluons que M. Pariset a raison de combattre
une idée qui pourrait nous donner la peste, c'est
bien assez d'avoir eu la guerre et presque la fa-
mine. Nous restons donc convaincu que ce médecin distingué, *à l'abri de toute corruption,*
veut le bien de son pays avant *celui* de quelques
spéculateurs.

Un jour on lui adressera ces mots que nous lui
adressons d'avance :

Ecce quam magnas hominum cohortes,
Gaudio dulci tibi gratulantes
Ut deo, finem gravium malorum,
  Constituenti.
Fama te laudat, volitans per urbes.
Pallido vultu furiosa spargit,
Noxium vis invidiæ venenum ;
  Nil tibi damni.

Convenons d'une vérité, c'est que l'esprit de parti altère même les choses les plus naturelles et conteste les faits les mieux établis ; convenons enfin, que les hommes d'un mérite transcendant trouvent toujours des antagonistes, et que rien ne coûte aux jaloux pour atteindre leur but, la célébrité ; et quelle célébrité, grand Dieu !... On a vu de ces derniers courir jusqu'au-delà des mers, pour y mendier une opposition comme on en voit beaucoup de nos jours, celle de la fausseté et de l'envie.

CHAPITRE III.

1. *Diagnostic des névroses*. Beaucoup de médecins pensent que *signe* et *symptôme* sont synonymes; ce qui le prouve, c'est que l'on voit dans toutes les nosographies médicales, même les plus modernes, qu'il y est presque toujours question des causes, des symptômes, du pronostic, du traitement, mais rarement du diagnostic. Nous ne pensons pas ainsi; il existe une différence marquée entre les deux manières de distinguer l'état de maladie de l'état de santé; et nous croyons qu'il faut définir le diagnostic, la connaissance plus ou moins exacte des circonstances qui ont précédé l'état présent de la maladie, des sensations qu'éprouve le malade, du siége de la douleur qui le tourmente, etc.; enfin le moment où le médecin exerce son instinct, s'il en a un, où il fait l'application des sens pour reconnaître l'ennemi auquel il va avoir affaire. Nous verrons plus tard ce qu'on doit entendre par symptôme. Les

signes naissent pour ainsi dire avec la maladie ; les symptômes n'apparaissent que dans sa marche.

Il arrive quelquefois que les névroses se développent spontanément ; mais, le plus souvent, elles sont précédées de douleur, de tension, de lassitude, de pressentimens sinistres, d'agitation, d'inquiétude et de chagrin sans cause connue, d'une espèce d'indifférence pour toutes choses, d'appétit insatiable, ou de perte totale de cette sensation.

Cet état dure plus ou moins : la maladie se déclare tout-à-coup et est annoncée par les signes suivans, savoir : douleur très aiguë, indépendante de toute irritation des parties voisines ; horripilation légère, suivie d'une chaleur errante qui dure pendant presque tout le temps de la maladie ; quelquefois vive céphalalgie qui augmente vers le soir, et est souvent accompagnée d'un tintement d'oreilles qui devient par la suite très incommode ; désordre dans les fonctions vitales ; pouls tantôt faible, tantôt fort, d'autres fois lent ou accéléré, en général très variable ; langue d'abord humide et blanchâtre, qui devient bientôt rouge, aride, et peut par la suite se couvrir d'un enduit jaunâtre ; tantôt soif ardente, tantôt point de soif, quelquefois horreur pour des liquides, et impossibilité d'avaler les médicamens ; déglutition gênée, d'autres fois même impossible ; vomissemens de matières âcres ; respiration tantôt gênée, tantôt facile ; stupeur, sommeil inquiet et agité par des rêves fatigans ; lésion des facultés intellectuelles, perte de la mémoire, délire bruyant ou taciturne, d'autres fois si violent qu'on est obligé de prendre des mesures sévères pour prévenir les accidens qui pourraient en résulter ; accès de manie ou stupidité profonde ; réponses brusques ou très polies, vue affaiblie ou exquise, yeux larmoyans ou secs, pupille dilatée ou fortement contractée, ouïe dure ou délicate, rire bruyant et sardonique ; urines très claires ou troubles, déjections alvines, fétides ou presqu'inodores ; tantôt constipation, tantôt diarrhée qui soulage ou double les souffrances ; abandon à des frayeurs pusillanimes, ou courage excessif ; espérance profonde ou désespoir de

la guérison au moment même où les malades paraissent n'avoir rien à craindre ; soubresauts des
tendons , mouvemens convulsifs, hoquet, quelquefois paralysie universelle ou partielle , froid
extrême ou chaleur brûlante des extrémités.

Ici, la douleur est très aiguë et affecte un seul
nerf ; là, elle est moins vive et se fixe dans plusieurs nerfs à-la-fois. Souvent elle *s'irradie* des
branches au tronc , d'autres fois de celui-ci aux
dernières ramifications.

Tantôt on éprouve de la chaleur, de la fluxion,
de l'engourdissement, tantôt des frissons et de
l'oppression.

L'invasion est quelquefois subite , d'autres fois
très lente. Rarement on aperçoit du changement
de couleur à la peau, du gonflement ; une fois
seulement nous avons aperçu une rougeur légère.

Tantôt il y a sensation de brûlure , tantôt c'est
le contraire , on dirait même que de la glace est
appliquée sur la partie affectée.

Chez quelques malades la douleur est passagère; chez d'autres elle dure une heure, un jour, un mois, etc.

2. *Symptômes*. Nous entendons, par symptômes, tous les phénomènes que présente une maladie, après qu'elle s'est manifestée, jusqu'à sa terminaison. C'est donc l'observation qui nous fournit ceux-ci. Tandis que le jugement seul peut nous faire apprécier les signes diagnostiques.

L'invasion des névroses, avons-nous dit, a quelquefois lieu d'une manière prompte, subite, et sans aucun signe précurseur; d'autres fois ces signes précurseurs ont existé plus ou moins long-temps avant le moment qui voit naître la maladie; elle peut se développer aussi d'une manière moins rapide, et l'observateur exercé peut, dans beaucoup de cas, suivre les successions de ses progrès; elle ne parvient pas toujours au même degré d'intensité.

Tantôt on aperçoit de la morosité, de la tristesse, de l'éloignement pour toute espèce d'amusement, idée dominante sur un objet, sensibilité d'abord exaltée, s'affaiblissant ensuite de jour en jour, décadence progressive des facultés intellectuélles, perte successive de la mémoire, de l'imagination, etc. ; pouls faible, fréquent ; chaleur sèche à la peau, somnolence ou insomnie, débilité générale toujours croissante, spasmes variés, amaigrissement rapide, tendance aux leucophlegmaties et à une coliquation générale ; quelquefois changement heureux par quelque consolation morale, etc.

Tantôt des horripilations, des lassitudes, des chaleurs, des variations dans l'état du pouls ; puis surviennent progressivement des vertiges, de l'oppression à la région du cœur, des convulsions, des douleurs tétaniques, des anomalies dans la chaleur et la coloration de la peau, des paroxysmes irréguliers à peine sensibles, etc.

Les symptômes varient en général d'après les causes, quoique plusieurs névroses présentent des phénomènes à-peu-près semblables.

Ainsi, dans celles-ci, nous voyons le serrement des mâchoires, la distorsion des yeux, la contusion des membres, des hoquets fréquens, des vomissemens spontanés; dans celles-là, des cris, des gestes incohérens, un air égaré, la perte totale des fonctions des sens.

Dans les unes, lésion des facultés affectives, tristesse profonde, ou emportemens violens sans motifs connus, aversion insurmontable ou passion effrénée pour certains objets; la morosité la plus sombre ou la joie la plus extravagante et la plus évaporée. Tantôt des écarts dans les fonctions de l'entendement; tantôt seulement dans la perception des idées, dans l'imagination ou la mémoire; tantôt dans la marche du jugement ou du raisonnement; quelquefois on n'observe aucun dérangement dans la raison, mais une impétuosité aveugle et un penchant irrésistible à des actes de violence ou de barbarie.

Quelques malades ont les idées les plus singulières, les illusions et les superstitions les plus ridicules qui les poursuivent sans cesse.

D'autres croient leur fortune menacée ; ce sont tantôt des craintes et des terreurs qui n'ont pas même l'ombre de la vraisemblance ; tantôt c'est une idée chimérique poursuivie avec une fixité et une opiniâtreté extrêmes, etc.

3. *Pronostic.* Le danger des névroses étant toujours relatif à l'intensité de l'action nerveuse de ceux qui en sont atteints, à l'âge, au sexe, aux diverses affections de l'âme, aux lieux plus ou moins froids, chauds ou humides, qu'habitent les malades, le pronostic sera d'autant plus fâcheux à porter que les malades seront plus nerveux, qu'ils seront plus ou moins âgés, qu'ils auront le moral plus affecté, qu'ils auront commis plus d'excès de régime, qu'ils auront plus abusé des jouissances de la vie, qu'ils seront plus faibles, et enfin qu'ils habiteront des lieux plus propres à faire naître ou à développer les maladies du système nerveux.

Certaines névroses sont toujours des maladies très graves, lors même qu'elles sont susceptibles de traitement. Il faut, dans certains cas, une grande sagacité pour remonter aux causes cachées qui ont pu les produire ; souvent même les moyens qu'on emploie sont infructueux , et les malades restent pour toujours privés de la tranquillité nerveuse , ou de l'usage de certaines fonctions de l'entendement. Quelques praticiens fameux vont jusqu'à dire qu'elles sont tout-à-fait au-dessus des ressources de l'art.

Les névroses dépendantes d'affections gastriques sont les plus faciles à vaincre , ainsi que les métastatiques. Les périodiques offrent aussi plus d'espoir de guérison que celles qui persistent sans aucune interruption ; en général , toute névrose qui se déclare lentement, d'abord avec un accroissement de sensibilité des nerfs , puis avec diminution graduelle jusqu'à l'extinction de celle-ci, est d'un mauvais présage ; on peut, au contraire, espérer de celles dont l'invasion est subite.

On doit ranger parmi les névroses incurables de la vue , celles dans lesquelles la pupille est immobile sans être dilatée , mais qui a perdu sa forme circulaire , ou qui est dilatée au point de simuler l'absence de l'iris, dont le bord est en outre inégal, frangé ; c'est l'opinion de *Scarpa*.

L'observation prouve qu'on a tout à craindre des névroses qui sont accompagnées de douleurs de tête, d'un sentiment de tension dans les globes visuels ; celles qui ont été précédées d'une incitation violente et prolongée dans tout le système nerveux, de faiblesse générale, de langueur de la constitution entière ; celles qui sont précédées ou accompagnées d'accès épileptiques, de fréquentes migraines ; celles qui, outre leur ancienneté, sont la suite de secousses violentes du système sensible, de déchirure, de vive contusion d'un nerf, enfin la désorganisation de quelque partie cérébrale, ou d'un nerf considérable. Les personnes avancées en âge, et qui, dans leur jeunesse, ont eu les nerfs faibles, ne doivent pas se flatter non plus de guérir.

La différence du siége des névroses rend aussi le pronostic plus ou moins favorable ; il en est de même de leur complication.

4. *Complications*. Les névroses ne se présen-tent pas toujours dans l'état de simplicité, elles sont susceptibles de se compliquer avec toutes les maladies dont l'espèce varie d'après diverses cir-constances, telles que le caractère de la constitu-tion atmosphérique, les dispositions individuel-les, la méthode suivie dans le traitement; ainsi la goutte, les fièvres primitives, bilieuse, mu-queuse, adynamique, ou maligne; avec le typhus, la gastro-entérite et toutes les inflammations; quelquefois avec le scorbut, l'hydropisie, l'ic-tère, les maladies locales, etc. Très souvent elles se compliquent entr'elles, avec le rhumatisme surtout, et même se succèdent et se remplacent alternativement.

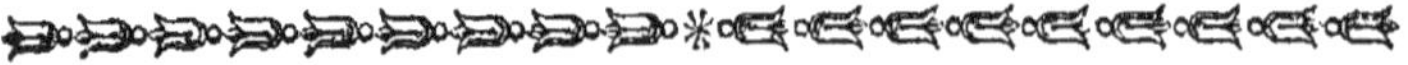

CHAPITRE IV.

Traitement.

Nous avons divisé le traitement des névroses en préservatif et en curatif. Le premier consiste dans l'application sagement dirigée des préceptes de l'hygiène ; le second dans l'administration éclairée des moyens pharmaceutiques et dans l'emploi des procédés chirurgicaux.

1. *Traitement préservatif.* L'hygiène est l'art de prévenir les maladies ; c'est sans doute la meilleure définition que l'on puisse donner de cette partie essentielle de l'art de guérir, car l'hygiène peut même diminuer la gravité des affections qui sont transmises par les parens ou des nourrices impures.

a. Le sujet chez lequel le tempérament, la constitution et les signes qui annoncent et précèdent le plus souvent les névroses, viendront se réunir, et qui se trouvera dans des conditions peu ou moins favorables à leur développement, devra éviter, autant que possible, de s'exposer aux températures extrêmes, aux fortes variations qu'elles peuvent éprouver. Les temps très froids et humides, très chauds et secs, lui seront également contraires; il évitera aussi de respirer un air chargé de particules odorantes, principalement dans les endroits où il n'a pas un libre cours; celui des appartemens chauffés avec des poêles ne lui convient pas non plus, surtout s'ils le sont avec du charbon minéral, etc.

b. Dans le choix de ses vêtemens il doit rechercher, autant que faire se peut, ceux qui, sans surcharger le corps, le garantissent du froid et le maintiennent à un degré moyen de température.

c. Les sujets nerveux, de constitution irritable, qui se trouvent dans des circonstances propres à faire redouter les névroses, devront éviter soigneusement le moindre excès , soit dans le boire, soit dans le manger, faire un choix convenable d'alimens et régler les heures de leurs repas. Ils adopteront en général le régime végétal et écarteront avec soin tout assaisonnement recherché , surtout ceux où il entre des substances irritantes ; ils pourront manger du poisson , mais avec modération , évitant ceux qui sont gras , huileux , salés ou fumés, et difficiles à digérer. Parmi les viandes dont ils useront aussi en petite quantité , ils choisiront celles qui sont blanches et d'une facile digestion , telles que celles de poulet, de veau , d'agneau , etc. Ils devront s'abstenir de toutes les boissons échauffantes ; l'eau pure ou rougie avec un peu de vin , ou une bierre légère, seront les seules qu'ils devront se permettre ; si cependant il en coûtait trop au malade pour déraciner de vieilles habitudes, il ne faudrait chercher à les détruire que graduellement ; et , en les affaiblissant un peu chaque jour, on finirait par les faire disparaître. Quant au nombre des repas , on doit en faire au moins trois par jour , en bien partageant son temps dans la vue de moins charger l'estomac. Le matin, par exemple, de huit à neuf heures un repas très léger; d'une heure à deux, le principal repas; et le soir, de six à sept, le troisième qui sera très frugal, en ayant la précaution de ne se coucher que lorsque la digestion en sera faite.

Les sujets très faibles ou détériorés, soit par des maladies, soit par des chagrins, la mauvaise nourriture, etc., qui se trouveront dans des circonstances autres que celles dont nous venons de parler, devront par conséquent suivre un régime tout opposé, et le but sera ici de chercher à rétablir les forces.

On pourra y parvenir par le choix, la quantité et la manière d'user des alimens : ainsi, parmi les solides, règle générale, on devra choisir ceux qui, sous un petit volume, contiennent une très grande quantité de parties nutritives, et sont d'une facile digestion; parmi les végétaux, le riz, etc. ; parmi les viandes, celles des animaux adultes ;

on devra conseiller les bons consommés de vo-
laille.

Les vins généreux et qui passent facilement
sans occasioner d'aigreur ni de rapports désagréa-
bles, seront les boissons préférées; le vin de Bordeaux par exemple; si la fortune du malade le
lui permet, l'usage des vins de Frontignan,
de Malaga, etc. Le médecin ne saurait trop,
dans ce cas, chercher à connaître quel est le degré de force des organes digestifs, pour bien
leur proportionner la qualité et la quantité des
alimens et boissons qu'il veut soumettre à leur
influence.

d. On veillera à ce que toutes les excrétions,
tous les émonctoires, etc., soit qu'ils dépendent
de l'état de santé, soit qu'ils doivent leur naissance à un état de maladie antérieur ou à quelques procédés de l'art, ne soient jamais suppri-
més, ou ne le soient au moins qu'avec les plus
grandes précautions. Dans le cas où leur suppression viendrait à avoir lieu en totalité ou en

partie, et où elle serait suivie de quelques signes précurseurs de névrose, on ne négligera rien pour tâcher de les rétablir le plus promptement possible; on y suppléera par les moyens que l'on jugera les plus convenables.

Nous venons de tracer une des règles générales du traitement préservatif des maladies nerveuses, pour laquelle on ne saurait avoir trop d'égards; elle est susceptible des plus grands développemens, dans lesquels nous serions entré si nous n'eussions craint de donner trop d'étendue à notre travail.

e. Les individus qui sont menacés de névroses devront éviter de prendre leur repos dans des lits mous et faits de plume; les sommiers de crin, et surtout les paillasses garnies de plantes desséchées, telles que la fougère, les feuilles de blé de Turquie, leur conviendront beaucoup mieux : ils devront aussi ne point trop prolonger leur sommeil et se lever dès le matin. Pendant la journée ils feront un exercice modéré,

soit à pied, soit à cheval, soit en voiture ;
car c'est dans l'inaction et la mollesse que certaines maladies nerveuses ont leurs principales
causes, et d'autres leur résistance à toutes les
ressources de l'art.

« C'est là que sur un lit, aux soucis consacré,
Le cœur gros de soupirs, triste, pâle, rêveuse,
Repose mollement la déesse quinteuse :
La douleur la retient attachée au duvet,
Et la sombre migraine assiége son chevet. »

(MARMONTEL).

f. Ces mêmes personnes devront éviter les violentes agitations de l'âme et la forte contention
de l'esprit ; elles devront rechercher les sociétés
et les conversations agréables, qui leur seront fort
utiles en les tirant de l'état d'inquiétude auquel
elles sont fort disposées.

N'allons pas plus loin : le traitement préservatif consiste à éviter enfin les causes dont nous
avons parlé ; mais, sans bonnes lois, l'hygiène ne
serait qu'un moyen que chacun interprèterait à

sa manière, et qui, par conséquent, n'atteindrait que rarement le but que la médecine s'est proposé, la conservation de la santé.

C'est donc aux gouvernemens, par des lois sages (appropriées à l'état de civilisation pris où on l'a laissé venir), et à l'exécution desquelles ils doivent prêter une main-forte, à veiller à l'observation des préceptes de l'hygiène, qui contribuent pour beaucoup à la force et à la félicité des peuples. Il est constant pour nous, qu'en ne s'écartant jamais de ces règles, les gouvernemens ne feraient que de bonnes lois, et éviteraient constamment les secousses politiques, comme les effets des révolutions physiques.

Voyons d'abord ce qu'on doit entendre par gouvernement, et quel est celui qui convient le mieux à la France actuelle.

Gouverner, c'est régir, conduire avec sagesse, justice et fermeté.

Si les princes appelés par la Providence à diriger leurs semblables, les considéraient toujours comme des convalescens près de faire une re-chute, il serait rare que les empires éprouvassent des bouleversemens; on n'y verrait régner que l'obéissance, le calme, l'abondance et la félicité.

L'art de gouverner n'est donc que l'art de gué-rir ou de prévenir des désordres. Lorsqu'en mé-decine nous avons une maladie à combattre, et que nous voulons nous opposer à son retour, nous cherchons quelle est la méthode de traitement la plus convenable, en consultant l'âge, le tempé-rament, les habitudes, les mœurs du malade, le climat sous lequel il vit ; et lorsque nous avons trouvé cette méthode, nous nous gardons bien de nous en écarter, parce que, hors d'elle, on retrouve les accidens qu'on était parvenu à dé-truire ou à diminuer.

Il faut que le roi d'un pays soit légitime, de même qu'il importe qu'un médecin ait les qua-lités requises pour diriger des malades : la légiti-mité est, pour les souverains, ce qu'est le diplôme pour le médecin ; la différence est que celui-ci tient son titre d'autres hommes, et que les rois légitimes reçoivent leurs lettres - patentes de Dieu.

Mais de même qu'un médecin ne peut pas toujours se passer des lumières de ses confrères, de même, sentant le besoin d'auxiliaires, un monarque vraiment grand, vraiment législateur, institua en France le gouvernement constitutionnel, pour l'aider à faire sortir sa patrie de la position affreuse où les révolutions précédentes l'avaient placée.

Mais cette constitution fut conçue et rédigée à la hâte, comme cela arrive quelquefois aux consultations médicales. Il s'en est suivi que la maladie a résisté et fait d'alarmans progrès, c'est-à-dire, que la France est encore agitée, souffrante, inquiète plus que jamais.

Que reste-t-il à faire ? il faut revoir la consultation, la revoir avec attention, avec sang-froid ;

lui appliquer les résultats de l'expérience, en n'appelant que des *médecins* habiles, profonds, de vrais amis de l'humanité.

Loin de nous l'intention de vouloir être compris au nombre de ces derniers ; mais nous osons émettre ici quelques idées qui pourront peut-être en faire naître de plus avantageuses.

Ainsi, des lois qui s'occuperaient du mariage, du régime et des égards dus **aux** femmes enceintes, d'un bon système d'éducation publique, enfin d'une police médicale en harmonie avec notre position sociale, sauveraient les générations futures des maladies les plus redoutables pour les masses comme pour les individus.

Quant à la génération actuelle, il ne faut plus penser à la rendre meilleure ; il faut l'user telle qu'elle est, en opposant toutefois des digues solides à ses débordemens.

Ces lois assureraient le repos et la gloire du

gouvernement, en ajoutant aux titres déjà si nombreux que les Bourbons ont acquis à la reconnaissance de la France.

A. *Mariages.* Comment un gouvernement qui a le sentiment de sa conservation et de l'intérêt qu'il doit aux peuples qu'il régit, peut-il tolérer des unions d'où ne peuvent provenir que des avortons ou des idiots, des scrophuleux ou des rachitiques, etc. Qu'on examine les différentes nations chez lesquelles les lois ont été et sont encore les plus sévères sur le mariage, et que l'on en compare les individus à ceux des états où l'on est moins rigide sur l'union conjugale.

Eh quoi! on a su établir que le défaut d'âge, certains degrés de parenté, le défaut de consentement et l'état de démence, seraient des motifs de prohibition du mariage, et on n'aurait pas le courage de déclarer, comme tels, l'épilepsie, les dartres non curables, la syphilis invétérée, les difformités graves, la phthisie pulmonaire, l'idiotisme, la manie, l'âge trop avancé, etc.

Les Germains et les Spartiates attendaient l'âge de trente ans pour marier les hommes, et celui de vingt pour les femmes. Nous devrions suivre l'exemple de ces peuples pour les dernières, surtout quand elles sont délicates : les filles mariées trop jeunes, en France, si elles ont des enfans aussitôt après leur union, tombent dans l'épuisement et n'élèvent que de faibles rejetons. Quant aux garçons, nous croyons qu'on peut les marier plus tôt afin d'éviter les suites qu'entraînent quelques vices auxquels les garçons pubères se livrent en général dans notre pays.

On devrait être aussi exigeant pour l'âge trop avancé. Il est prouvé que les vieillards ne peuvent avoir qu'une chétive postérité. Nous savons qu'il est des exceptions, mais ici les êtres privilégiés ne doivent pas être pris pour exemples.

Les sciences, les arts, le commerce, les mœurs gagneraient à ces additions faites à nos lois. Le pays aurait des hommes vigoureux et capables de l'illustrer ; des générations entières ne seraient plus

infectées ; les demandes de nullité et de séparation retentiraient moins souvent dans nos tribu-
naux , puisque *le lit nuptial ne serait plus le
théâtre où le scandale et la honte se donnent si
souvent rendez-vous.*

B. *Régime des femmes enceintes et égards qui
leur sont dus.* Un gouvernement civilisé doit ,
plus qu'on ne paraît le penser , s'occuper de ces
objets. La première chose à faire serait d'établir
dans chaque chef-lieu de canton , au moins , un
médecin — accoucheur instruit , quand même il
faudrait que le trésor le rétribuât. Une population saine et vigoureuse est la première fortune
d'un état.

Ce médecin serait spécialement chargé d'éclairer l'autorité locale sur tout ce qui serait utile
à la salubrité publique, de surveiller les femmes enceintes, les nouveaux-nés, en les visitant
fréquemment.

Pourquoi le législateur n'exigerait-il pas que
les femmes enceintes fussent aussi prudentes que

le demande leur état ? ne lui appartiendrait-il pas de leur défendre, par exemple, de se livrer à un travail pénible et fatigant ? de fréquenter toutes les réunions où elles peuvent éprouver des accidens divers, et se priver, par-là, de donner à la patrie des soutiens qui auraient pu lui rendre des services importans?

On nous dira que c'est à la nature, à la religion, à l'éducation, à ramener les femmes enceintes à ces principes de conservation du fruit qu'elles portent; mais quand ces liens sacrés ne suffisent pas, ne faut-il pas avoir recours à la sévérité ?

La nature, la religion ne veulent pas non plus qu'on assassine, qu'on empoisonne; laisserez-vous ces meurtres impunis ?

Le respect dû aux femmes enceintes a été aussi un sujet de méditation pour les premiers moralistes. En parcourant l'histoire des plus anciens peuples, nous avons vu que chez celui-ci le cri-

minel, trouvé chez une femme grosse, était mé-
nagé ; chez celui-là, contre les usages les plus
sévères, elle pouvait se nourrir de ce qui lui
convenait ; chez l'autre, les femmes, *supposées*
enceintes, recevaient les mêmes égards que les
magistrats devant lesquels on devait s'arrêter.

L'Église catholique, enfin, a constamment dis-
pensé, des jeûnes, les femmes devenues grosses.

On nous reprochera, peut-être, de confondre
la société domestique avec la société civile, qui
effectivement ont des lois différentes et dont le
gouvernement n'est pas le même ; mais en amé-
liorant la première, ne perfectionne-t-on pas la
seconde ?

N'est-il pas honteux, pour un gouvernement
policé, de permettre à des mendians, diversement
mutilés ou simulant des infirmités hideuses, de
parcourir les rues, les promenades publiques, où,
à l'aspect de ces malheureux, les femmes grosses surtout sont exposées à des secousses terribles

pour elles et leurs enfans; que de maladies épileptiformes doivent leur origine à cette cause !

Nous en dirons autant des tableaux qu'on expose aux regards du public, et des livres, plus ou moins obscènes, que des libraires avides vendent ou louent aux femmes dont l'imagination est si susceptible de s'exalter.

Nous demanderons encore : par quelle fatale incurie laisse-t-on (en France seulement) errer les fous dans les villes et les campagnes ? La démence, sans doute, n'est point un crime ; mais vous pouvez , sans cesser d'être humain, nous préserver des fureurs auxquelles se livrent les aliénés abandonnés à eux-mêmes.

C. Education physique ou corporelle. De notre première éducation physique , datent la santé dont nous jouirons ou les maux auxquels nous serons en proie ; les mœurs , bonnes ou mauvaises, que nous apporterons dans la société lorsque nous serons appelés à y figurer.

Ce sont surtout les maladies nerveuses qui se développent plus facilement sous l'influence d'une mauvaise éducation, d'abord physique et ensuite morale, parce qu'elles engendrent les constitutions faibles, l'excès de sensibilité, les imaginations mobiles, les névroses enfin.

D. Nourrices. Notre principal *gouvernement,* dit Montaigne, est entre les mains des nourrices. Les hommes, dit La Bruyère, se piquent d'élever de beaux chevaux, d'avoir des chiens parfaitement dressés, de posséder des troupeaux nombreux d'animaux qu'ils ont perfectionnés. Qu'on y prenne garde cependant, s'écrie un penseur célèbre, de la manière dont sont élevés les enfans dépend le sort des empires, et si l'on néglige de rendre les premiers d'abord sains et vigoureux et ensuite vertueux, les trônes s'écroulent tôt ou tard, et entraînent dans leurs chûtes les souverains et les sujets.

Pourquoi le législateur n'imposerait-il pas aux mères, qui jouissent d'une bonne santé, le devoir de nourrir leurs enfans lorsque la voix de la nature n'a pu les porter à remplir cette obligation sacrée ? L'intérêt de l'enfant, celui de la mère et de la société tout entière, réclament à grands cris une loi qui force les mères à allaiter elles-mêmes. Les femelles des animaux cèdent-elles volontiers ce soin précieux à d'autres ?

Il est cependant quelques circonstances où l'allaitement maternel doit être proscrit. Heureusement elles sont rares, à la honte de ces femmes qui croient avoir atteint le terme de la maternité, parce qu'elles ont mis au jour l'enfant qu'elles portaient.

Le législateur devrait être aussi sévère pour les femmes qui veulent nourrir sans le pouvoir (mais, il faut le dire, il n'aurait pas souvent occasion de déployer sa rigueur) que pour celles qui s'obstinent à ne pas être tout-à-fait mères, quoiqu'elles aient toutes les qualités requises pour remplir cette si douce et si consolante loi de la nature.

Enfin, lorsqu'on est contraint d'avoir recours

à des nourrices étrangères, celles-ci devraient être examinées et surveillées avec une scrupuleuse attention, tant pour les indigens que pour les riches.

Serait-il bien difficile et très coûteux d'établir des comités chargés d'une mission semblable et si honorable pour un gouvernement ? L'État ne devrait-il pas faire quelques sacrifices pour atteindre un but si utile , l'amélioration de l'espèce ?

L'éducation physique de l'homme doit donc commencer dès le moment de la grossesse, et fixer toute l'attention d'un gouvernement sage et éclairé. Mais il faut obliger les parens et autoriser des médecins instruits à s'occuper spécialement des maladies héréditaires en surveillant les nouveaux-nés, sous le rapport de la nourriture, du sevrage , des difformités qu'ils présentent, du maillot, de l'air dans lequel ils vivent, de l'habillement, de la chaussure, etc. ; c'est ainsi qu'on préviendrait la dégénération du genre humain , car ce serait un premier pas de son organisation vers un degré de perfection raisonnable.

Lorsque les enfans de l'un et l'autre sexe sont parvenus à l'âge de puberté, ils doivent être surveillés avec le même soin à cause de la révolution qui s'opère à cette époque dans tout l'organisme.

L'exercice, à cet âge, doit être pris modérément. Les anciens législateurs sentaient, mieux que nous, les avantages d'une constitution robuste et d'une santé florissante ; aussi exigeaient-ils que les parens obligeassent leurs enfans à des exercices réguliers, à l'usage des alimens grossiers, etc. Qu'on lise Xénophon, qu'on parcoure même Montaigne, qui partageait les vues de l'écrivain grec, si l'on veut faire de bonnes lois sur l'éducation physique des peuples.

Les lois de la gymnastique préparent la jeunesse à l'ordre, à la règle, au travail et à la tempérance. En faisant observer ces lois, on ne verrait que rarement dans le peuple de ces malheureux qui, après s'être livrés à tous les vices attachés à la crapule, périssent de bonne heure en ne laissant à la société que des rejetons infirmes. Que de crimes commis par l'ivrognerie? Honneur aux conseils généraux des départemens qui ont demandé, avec instance, une loi sur les moyens de réduire le nombre des lieux publics, où s'alimente ce vice aussi dangereux que dégradant pour l'esprit humain.

La classe opulente de la société, dans notre pays, n'offre aujourd'hui que de nombreux amateurs de la gourmandise, qu'il serait difficile d'atteindre, à moins qu'on ne laissât point arriver aux emplois publics ceux dont la sensualité égalerait celle des *Cassius* et des *Apicius*. Le cerveau est peu propre au travail lorsque l'estomac est distendu par la quantité énorme d'alimens solides et liquides qu'il a reçus.

L'obésité est une des suites fréquentes de l'intempérance. Le corps des personnes qui en sont affectées, devient lourd, massif et perd toute son activité. Les Lacédémoniens regardaient un embonpoint excessif comme une chose infâme. Nauclide, devenu trop gras, fût cité par Lysandre devant les magistrats; ceux-ci lui firent de vives réprimandes et le menacèrent même de l'exiler s'il ne changeait pas de conduite. Chez les anciens Gaulois, il y avait une loi qui condamnait à une amende ceux dont l'embonpoint excédait une certaine mesure. On ne pourrait être aussi rigide de nos jours envers ces individus, mais on devrait condamner les ivrognes aux mêmes peines.

Plutarque rapporte qu'à Sparte on présentait en spectacle, aux enfans, des esclaves ivres qui, par leurs contorsions hideuses, leur inspiraient un tel mépris pour ce vice, qu'ils ne s'enivraient jamais. Cet usage devrait être suivi chez quelques peuples, surtout chez nos superbes voisins d'outre-mer, buveurs intrépides qui s'exercent souvent à qui boira le plus. Ce genre d'escrime, en honneur parmi eux, était connu des anciens. Alexandre, pour célébrer la mort de Calanus, proposa une récompense à celui qui sortirait vainqueur d'un tel combat : celui qui gagna la victoire la paya de sa vie.

Il fut un temps, en France, où l'ivrognerie était pour ainsi dire à la mode dans toutes les classes de la société. Ce fut particulièrement vers la fin du règne de Louis XIV, pendant la régence du duc d'Orléans, et au commencement du règne de Louis XV. Les grands en donnaient l'exemple, le peuple se plaisait à les imiter, et c'est dans le relâchement de tous les liens moraux de ces époques, que nous voyons les causes éloignées des désastres affreux que le philosophisme, habile à profiter de tout, fît éclater plus tard sur notre malheureuse patrie.

Les mauvais philosophes, les écrivains perfides, peuvent, sans doute, préparer les révolutions, mais dans la corruption morale se trouvent les moyens d'exécution. L'homme sobre et moral a peu de besoins, et ne sert par conséquent pas facilement d'instrument aux fauteurs de discorde et de troubles.

Convenons qu'un gouvernement qui s'occupe-
rait des différens sujets que nous venons d'exposer, mériterait bien plus du pays qu'en se mêlant d'influencer les élections, d'enchaîner la publicité, etc. Qu'avez-vous besoin de vous initier
dans ces droits civils, si vous ne présentez que
des lois utiles, et si vous n'agissez que dans l'intérêt des masses ! Le gouvernement anglais,
nous répondrez-vous, pénètre jusque dans les
tavernes, parcourt les rues, etc., pour obtenir
les députés qu'il veut avoir. Imitez ces machia-
véliques dans ce qu'ils ont de bon, mais repoussez
ce qu'ils vous offrent d'odieux et de contraire à
la véritable liberté. Ils vous ont appris le régicide...; vous ajouterez, il faut réprimer la licence : d'accord ; mais prévenez cette licence,
et vous n'aurez point à lutter contr'elle.

E. *Education morale.* Nous arrêterons-nous
à cette opinion de quelques esprits qui ne veulent pas croire à l'*homo duplex*, et qui ne voient
absolument que les propriétés vitales (1)? « Si

(1) Qualités inhérentes à nos organes, en vertu des-

l'homme n'est qu'une machine toute physique, dit l'un de nos plus brillans écrivains, il n'y a pas de moral, et l'action d'une idée qui tue de chagrin une mère perdant son fils unique, est tout-à-fait incompréhensible. »

« Comment un soufflet appliqué sur la joue d'Epictète ne produirait-il aucune émotion dans cette stoïque cervelle, tandis que sur la joue du moindre spadassin le même soufflet excitera une fureur qui ne s'apaisera que par du sang répandu dans un duel ; il y a donc en nous une force qui peut combattre les impulsions des organes ; il existe donc ici une loi dans les membres, et une autre dans l'esprit. C'est par celle-ci que Régulus retourne à Carthage, certain d'y mourir dans les supplices ; » que tant d'hommes généreux se sont présentés à la mort avec un front serein ; que le

quelles ces organes, disent les physiologistes, ont la puissance d'exécuter les actions vitales les plus simples possibles et les plus généralement répandues dans les êtres organisés et dans les diverses parties de chacun de ces mêmes êtres.

fils de Saint-Louis est monté au ciel avec le calme de la vertu et de l'innocence ; qu'un Prince, que la France aura souvent occasion de regretter, a pardonné, sur le lit de mort, à *l'homme* qui nous l'a ravi.

« Comment une simple idée de gloire, qui n'a rien de corporel, mais une vue de l'esprit, va-t-elle imprimer cette vigueur sublime au corps d'un paysan pour l'élever subitement au rang des héros, parmi les feux d'une bataille ? »

« Qui peut ignorer combien d'idées viennent assaillir, que dis-je, poignarder des êtres déli-cats jusqu'au milieu de la couche la plus déli-cieuse entre les coussins de la mollesse ; il faut être criminel pour sentir toutes les tortures des remords qui venaient bourreler l'âme atroce d'un Tibère ; il était sur un trône et son âme aux ga-lères, s'il faut en croire Tacite. Ainsi Néron était épouvanté la nuit par des furies, au milieu de son palais, après le meurtre de sa femme et de sa mère. Cependant l'encens fumait sur les autels en l'honneur de ces attentats. »

« C'est donc méconnaître absolument la nature des corps vivans, ajoute M. Virey, que de
nier cet ἐνορμον, cet *impetum faciens*; s'il n'est pas
une âme, il ne dirige pas moins l'organisme en
modifiant la contractilité et la sensibilité de nos
tissus, de nos systèmes organiques ; certes nous
sommes contractiles, mais un centre de gouvernement régit nos facultés. » C'est la bonne direction imprimée à cette première partie de l'homme
qui constitue l'éducation morale.

Abeunt studia in mores : il est certain que des
bonnes études dépendent, en grande partie, les
bonnes mœurs. Les seules lois capables d'amener
l'homme à une bonne éducation morale, sont les
préceptes de la religion catholique. On doit déjà
s'apercevoir que, pour nous, la première éducation est l'éducation religieuse ; d'où il suit que le
gouvernement qui fera le mieux observer ces préceptes, sera celui dont les mœurs seront les plus
pures, et par conséquent l'empire le plus floris-
sant. En effet, quel est le but d'une bonne éducation ? n'est-ce pas de s'opposer aux passions

nuisibles, et de diriger le cœur humain vers celles qui élèvent l'âme en la rapprochant de sa source véritable ?

Or, quels sont les instituteurs les plus propres à nous inspirer la crainte de Dieu, l'amour du prince et de la patrie, la charité, etc. ? Ce sont les ministres de cette même religion, et nous ne balançons pas à l'avouer, à eux seuls doit être confiée l'instruction publique *préliminaire*, parce que eux seuls jouissent du bonheur dont nous gratifie la pratique de toutes les vertus, et que ceux-là, qui jouissent pleinement de ce bonheur, peuvent en faire sentir le prix et l'inspirer aux autres.

On nous dira : « Passe pour les mœurs ; mais les sciences?... » Ignore-t-on que les *Fléchier*, les *Fénélon*, les *Séguier*, les *Montesquieu*, les *Corneille*, les *Racine*, les *Molière*, etc., ont été élevés dans des établissemens d'instruction dirigés par des ordres religieux ou par des précepteurs ecclésiastiques. Le siècle tout entier de

Louis XIV, dit un publiciste estimé, est sorti de la main des prêtres.

Les mathématiques n'ont-elles pas eu les *Clavins*, les *Grégoire de Saint-Vincent*, les *La Boubère*, les *Deschalles*, les *Pardies*, etc. La philosophie, les *Pères*, les *Sylvestre Maure*, les *Kirker*, les *Schot*, les *Lana*, etc. La littérature, surtout, ne présente-t-elle pas un nombre considérable d'auteurs ecclésiastiques, tels que les *Vavasseur*, les *Rapin*, les *Jouvency*, les *Larue*, les *Brumoy*, les *Sanadon*, les *Vanière*, les *Porée*, les *Bandory*, etc. ? Mânes du grand Corneille, levez-vous, et répondez aux ennemis de ceux qui s'aperçurent de votre génie et surent le développer pour la gloire de la France.

Briet, *Petau*, *Tournemine*, *Souciet*, *Laccary*, etc.; c'est en vain que vous avez répandu la véritable lumière sur le chaos des temps. Il existe encore des aveugles.

Scheiner, *Hardouin*, *Seignery*, *Cheminay*, *Bourdaloue*, etc., vous n'avez rien fait pour l'histoire naturelle et pour l'éloquence. Est-il bien prouvé que le père Fabri (Honoré) n'ait pas contribué à découvrir la circulation du sang ? Il nous faudrait des volumes pour énumérer les services rendus par le clergé à tous les genres de science. Oui , les prêtres sont les premiers qui aient travaillé, avec fruit, à la culture de l'esprit humain. Oui , la physique, l'astronomie, l'archéologie , etc., doivent une partie de l'éclat dont elles ont brillé, à ces hommes paisibles et innocens contre lesquels les partisans de l'éducation révolutionnaire s'élèvent aujourd'hui avec plus de force qu'au 16e siècle.

» On ne peut s'empêcher de regretter, dit un homme qui se connaît en véritable instruction, ces grands corps enseignans entièrement occupés de recherches littéraires et de l'éducation de la jeunesse. Après une révolution qui a relâché les liens de la morale , et interrompu le cours des études, des sociétés, à-la-fois religieuses et savantes , porteraient un remède assuré à la source de nos maux. Dans les autres formes d'institut, il ne peut y avoir ce travail régulier, cette laborieuse application au même sujet, qui règnent parmi des solitaires, et qui, continués sans interruption pendant plusieurs siècles, finissent par enfanter des miracles.

» L'Europe savante a fait une perte irréparable dans les corporations religieuses enseignantes. L'éducation ne s'est pas bien relevée depuis leur chute. Elles étaient singulièrement agréables à la jeunesse ; leurs manières polies ôtaient à leurs leçons ce ton pédantesque qui rebute l'enfance. Ils avaient su établir, entre leurs écoliers de différentes fortunes, une sorte de patronage qui tournait au profit des sciences. Ces liens, formés dans l'âge où le cœur s'ouvre aux sentimens généreux, ne se brisaient plus dans la suite, et établissaient entre le prince et l'homme de lettres, ces antiques et nobles amitiés qui vivaient entre les Scipion et les Lœlius.... Un Voltaire, dédiant sa *Mérope* à un père Porée, et l'appelant *son cher maître*, est une des choses aimables que l'éducation moderne ne présente plus.

» Pesez la masse du bien que ces corporations ont fait! Rappelez-vous les écrivains célèbres qu'ils ont donnés à la France, ou qui se sont formés dans leur sein ; les royaumes entiers conquis à notre commerce par leur habileté, leurs secours et leur sang ; les miracles de leurs prédications au Canada, au Paraguay, à la Chine, et vous verrez que le peu de mal dont vous les accusez ne balance pas un moment les services qu'ils ont rendus à la société. » Que d'autres chantent les conquêtes désastreuses, les invasions meurtrières, les révolutions, etc., nous aimons mieux la gloire qui *agrandit la vie* que la gloire qui tue!

Nous ne craignons pas de le dire, un gouvernement qui veut préparer le bonheur des générations à venir, et cicatriser les plaies faites à l'état social actuel, doit ordonner que l'éducation *première* passe en entier dans les mains du clergé. « J'ai toujours pensé, dit Leibnitz, qu'on réformerait le genre humain, si l'on réformait l'éducation de la jeunesse. » On croirait, à ces mots, que ce philosophe allemand ait vécu de nos jours.

Un homme qui se voue à l'enseignement doit lui consacrer tous ses instans, et n'être susceptible d'aucune autre préoccupation : c'est aussi par les exemples que l'on forme le cœur et l'esprit de la jeunesse, et nous aurons toujours de la peine à croire que le maître, encore rouge des excès auxquels il vient de se livrer, puisse donner une bonne leçon de morale à son élève, disserter avantageusement et avec calme sur un sujet quelconque. Non, le professeur qui néglige ses enfans, n'apprendra pas à son auditoire comment on est bon père ; celui qui maltraite sa femme, comment on est bon époux ; celui qui laisse son père dans les horreurs du besoin, comment on est fils sensible et reconnaissant ; celui, enfin, qui plaisante sur la religion, laissera ignorer à ses élèves les devoirs d'un chrétien, etc. Voilà cependant les instituteurs que l'on trouve quelquefois hors de l'Église. Il reste donc prouvé, pour nous du moins, que l'éducation religieuse, celle qui en même temps dirige bien le cœur et éclaire l'esprit, est le seul moyen de prévenir les passions, sources uniques de tant de névroses, de forfaits et d'attentats. Nous osons le dire, il y a de la faiblesse et du danger à ne point établir *légalement* les corporations de première utilité, en promulguant, toutefois, le principe de leur soumission aux lois de l'État.

Une bonne éducation morale exige encore que tout ce qui peut donner l'idée d'un vice quelconque soit soigneusement écarté des regards des enfans. La mendicité en action est un exemple affreux pour la jeunesse oisive.

L'âge et les infirmités sont des causes qui ne permettent pas aux indigens de travailler : l'État doit pourvoir à l'existence de ceux-ci ; mais ceux qui préfèrent la dégradation à une occupation qui doit les nourrir, ne méritent aucun égard, la rigueur des lois doit les poursuivre partout. Une nation essentiellement agricole ne peut tolérer que la mendicité foule son sol. Pourquoi ne chargerait-on pas chaque commune de nourrir et d'entretenir les mendians qui seraient nés dans son sein?

Le problême de rendre les forçats à la société, se rattache, plus qu'on ne le croit, à son éducation morale.

Les criminels condamnés aux travaux forcés à perpétuité, sont des individus perdus pour leurs familles et pour l'État, auxquels cependant quelques-uns d'entr'eux auraient pu être utiles, parce qu'il en est qui sont encore susceptibles de revenir à des sentimens d'honneur. Sans doute, et malheureusement, la plupart croupiront dans le vice, comme il est des aliénés sur lesquels on ne doit plus compter; mais le besoin, l'exemple de la corruption, sont les causes les plus fréquentes qui conduisent ces malheureux aux bagnes pour y finir leur existence. Il faut, sans contredit, que ceux-là soient également punis; mais distinguez-les de ces êtres familiers avec les mauvaises actions, qui ne connaissent qu'elles, et ne

savent vivre que par elles. C'est dans les bagnes
que beaucoup de forçats sont devenus tout-à-
fait dépravés, au lieu d'y perdre l'idée du crime.

Quels seraient donc les moyens les plus convenables pour faire rentrer dans le peuple, sans
danger pour la société, les forçats corrigibles,
et d'en éloigner les incurables.

Déjà plusieurs écrivains distingués ont abordé
ces questions importantes sur la demande una-
nime des conseils généraux ; mais on trouve toujours à glaner dans un champ si vaste, et nous
osons y faire un pas.

Nous croyons qu'il conviendrait de distinguer
les forçats en deux classes : ceux qui, auteurs
d'un premier crime, n'auraient donné lieu antérieurement à aucun reproche grave; ceux qui,
repris de justice, seraient condamnés pour ré-
cidive.

Les criminels de la première classe seraient
formés en compagnies de cinquante hommes au

plus, et disséminés pendant cinq, dix ou seize ans, dans les départemens, où des canaux peuvent être creusés, où les places fortes demandent des réparations, les ports de mer des travaux indispensables, les terres des défrichemens, les marais des dessèchemens, etc.

Dans chaque lieu où se trouverait cantonnée une compagnie de forçats, il y aurait aussi une ou deux compagnies d'infanterie toujours prêtes à sévir contre la rébellion dont ces malheureux pourraient se rendre coupables. L'horreur qu'ils inspireraient à nos soldats tendrait à préserver ces derniers des excès qui conduisent souvent aux galères.

Les propriétaires, sur les terres desquels ces compagnies de forçats travailleraient, payeraient une rétribution proportionnelle, et le département ou la commune fournirait le local nécessaire pour les recevoir.

Les produits des travaux formeraient une

masse qu'on confierait au forçat qui serait reconnu le moins mauvais sujet. Cette masse servirait à fournir des secours aux forçats qui, par leur bonne conduite, auraient mérité de rentrer dans la société, mais jamais dans le département où ils auraient reçu le jour.

Les forçats qui montreraient le plus de repentir par la régularité de leur manière d'être, seraient les surveillans de leurs camarades, et jouiraient de quelques avantages qui seraient des stimulans salutaires pour les moins sages.

Deux, et même trois missionnaires, ayant une connaissance parfaite du cœur humain, seraient attachés à ces malheureux comme aumôniers. Ces respectables apôtres acquerraient, par-là, un nouveau titre à l'admiration générale. Ce n'est pas au milieu des habitans, que dirigent si bien nos dignes curés et vicaires, soit par leurs prédications persuasives, soit par leurs exemples, que les missionnaires sont indispensables. Si, comme ces derniers, nous avions reçu du Ciel le don d'éclairer les hommes égarés, nous voudrions descendre jusque dans les demeures des forçats, et y habiter, pour mieux réussir à convertir ces malheureux, en leur adressant sans cesse des paroles capables de faire renaître dans leur cœur la foi et l'espérance, en leur prêchant enfin, chaque jour, la sublime morale de l'Évangile.

Les forçats de la deuxième classe, ceux qu'on ne pourrait espérer de ramener, qui se seraient mis dans le cas des galères à perpétuité, seraient envoyés dans celles de nos colonies qui ont le plus besoin de bras, et où les mêmes précautions, pour les rendre meilleurs, seraient également prises. Mais, a-t-on dit, pourquoi exposer à succomber, sous un climat meurtrier, ceux que nos lois n'ont pas condamnés à mourir? Eh quoi! vous ordonnez à de jeunes militaires de se rendre aux colonies pour y conserver quelques possessions vermoulues, et vous répugneriez à y établir des scélérats que la société repousse, et qui menacent plus que vos biens terrestres?

Honte à vous, législateurs, si vous ne parvenez à purger la mère-patrie de cette nuée d'hommes héréditairement et moralement viciés, qui épuisent inutilement vos finances, corrompent la masse quand ils y rentrent, et seraient, à la première occasion, les instrumens les plus terribles, qui peseraient sur vos têtes! Vous supprimeriez ainsi vos maisons de détention, proprement dites, où la mortalité est plus grande que dans les hôpitaux les plus considérables et les moins sains.

Vous combattriez victorieusement l'influence du vice; vous préviendriez un plus grand nombre de crimes; vous occuperiez utilement vos soldats; vous éleveriez, à peu de frais, sur vos frontières, aujourd'hui si peu éloignées de la capitale, des remparts redoutables; vous assainiriez certaines contrées où les maladies moissonnent, chaque année et sans obstacle, une infinité d'individus; ainsi, vous seriez philantropes tout-de-bon, et non dans vos discours seulement. Honneur au ministre de la marine et à son digne prédécesseur, pour les nobles exemples qu'ils vous ont donnés!

Il importe aussi que vous proscriviez à jamais les loteries, les lieux de prostitution et les tripôts. Si vous voulez des mœurs pures, éloignez tout ce qui peut flétrir l'espèce humaine. Vous auriez beau nous dire que ces vices sont des maux né-cessaires, en ce qu'ils en évitent de plus grands. Faut-il donc laisser voler dans les maisons pour qu'on ne vole pas sur les grands chemins? lais-ser empoisonner secrètement pour qu'on ne soit pas tenté d'égorger en public?... Encore une fois, osez anéantir tous ces lieux infâmes, sour-ces inépuisables de tous les crimes; et si la fu-reur du jeu s'établit clandestinement, si les fem-mes sont insultées, établissez une législation pro-portionnée à ces délits. Rappelez-vous les Athé-niens!

La même sévérité devrait éclater contre un vice honteux qu'il nous répugne de nommer, parce qu'il outrage à-la-fois la nature et les élé-mens de la société.

Si vous regrettez les sommes *prélevées sur les immondices*, établissez des impôts sur les billards et les cabarets, beaucoup trop multipliés en France ; sur les voitures de luxe, qui nous écrasent ; sur les chiens inutiles, qui nous exposent, surtout dans certaines saisons, aux accidens les plus terribles. On aura de la peine à croire que la seule ville de Versailles renferme plus de six cents de ces animaux, qui ne sont bons qu'à dévorer la substance du pauvre.

Ministres du Roi ! législateurs ! regardez la population, descendez dans les prisons, entrez dans les hôpitaux, et dites-nous franchement s'il ne serait pas nécessaire de porter votre attention, votre vigilance sur les vices que nous vous signalons ?

F. *Police médicale.* La science médicale est *une*, et par cela seul que tout être souffrant a les mêmes droits aux bienfaits de cette science, il ne peut et il ne doit y avoir qu'un ordre de médecins, c'est-à-dire, des médecins éclairés, of-

frant toutes les garanties que peut désirer la société, pauvre ou riche, noble ou roturière. En
effet, faut-il moins de savoir et d'expérience pour
traiter une maladie chez un paysan que chez un
marquis?... Notre opinion va même plus avant.
Les médecins les plus capables doivent, de préférence, être placés à portée des cultivateurs,
qui, plus précieux que beaucoup de citadins, et
moins au fait des lois hygiéniques, ont, par conséquent, besoin de plus de lumières médicales,
et méritent plus d'intérêt, à moins qu'on ne
veuille, comme dans les premiers âges, laisser
les habitans des campagnes exposés aux excès de
la jonglerie la plus effrontée.

Ainsi on ne devrait pas balancer à établir des
médecins dans les communes les plus considérables, en rétribuant ces docteurs d'une manière
convenable, comme cela a lieu pour les desser-
vans des paroisses. En conservant les individus
on sauve les États, et, encore une fois, la véritable économie n'est pas celle qui détruit.

L'humanité et l'ordre social gagneraient, plus

qu'on ne l'a pensé jusqu'à ce jour, à un code médical qui s'attacherait à trois points principaux, ainsi que le désire le respectable et savant professeur *Fodéré.*

Enseignement. La voie du concours, pour le choix des professeurs, n'est pas toujours la plus sûre. En effet, combien de médecins, très érudits, de beaucoup de jugement, d'une expérience consommée, ne pourraient peut être avoir l'avantage, dans une lutte académique, sur des jeunes gens qui paraîtraient, par une élocution plus facile et une mémoire plus fraîche, mériter la préférence sur les vétérans de la science, dont la longue pratique, et les ouvrages devenus classiques, sont des titres à la reconnaissance générale.

Le talent, ensuite, n'est pas tout ce qu'il faut au professeur de médecine. Il importe aussi à l'État et aux familles que ce professeur possède des qualités sociales qui leur servent de garanties.

Une seule Faculté de Médecine ne peut ensei-
gner également bien les nombreuses branches de
cette science, qui embrasse toutes les connaissances humaines.

Il serait donc de la première nécessité (et nous
le déclarons sans craindre l'application de cet
aphorisme d'Hippocrate, *et si quid mutare vo-
les, paulatìm debes assuefacere*), de conserver, pour nos provinces méridionales, la célèbre
école de Montpellier.

D'en établir une à Rennes, pour les départemens du nord-ouest.

Celle de Strasbourg, pour les parties orien-
tales.

Enfin, Paris serait la Faculté de perfectionne-
ment, celle où le complément des études médicales aurait lieu, la seule où il serait permis de
donner les diplômes.

Le grand nombre des établissemens de la capitale, le goût général pour tous les genres de science qui y a été répandu par la fondation des académies, les professeurs de premier ordre qui s'y sont établis, la grande population de cette étonnante cité, tout a contribué à faire de Paris ce que fut Athènes pour la Grèce. Depuis Charlemagne, cette ville a toujours conservé la suprématie, c'est la métropole des sciences.

Pour bien faire saisir notre plan, nous allons prendre un jeune homme sortant du collége, et se destinant à l'étude de la médecine. Il débuterait par fournir des preuves incontestables sur ses moyens intellectuels, ses qualités morales et ses ressources pécuniaires; subirait, pendant cinq ou six heures chaque fois, des examens sérieux sur l'histoire universelle, la littérature, la philosophie, l'idéologie, la géographie, les mathématiques, et sur les élémens de la physique, de la chimie, de l'histoire naturelle, c'est-à-dire, la botanique, la minéralogie et la zoologie. On sent déjà qu'il serait indispensable que les élémens de ces sciences fussent donnés dans les colléges royaux.

Les examens de baccalauréat ès-lettres et sciences, tels qu'ils ont lieu aujourd'hui, ne peuvent suffire pour être reconnu apte à l'étude de l'art de guérir.

Après avoir satisfait *publiquement* à ces épreuves, muni d'une autorisation, l'étudiant irait à Montpellier, où il suivrait, pendant deux ans, des cours de méthodologie, de littérature et de statistique médicales; d'histoire naturelle, de physique, de chimie, de pharmacie théorique et pratique.

Après ce temps, après avoir subi des examens sur ces différentes sciences, y avoir satisfait longtemps et toujours en public, l'élève se rendrait à l'école de Rennes, où il étudierait, pendant deux années encore, l'anatomie descriptive, l'anatomie générale, la physiologie, l'anatomie comparée, en se livrant fréquemment à l'art si important de la dissection.

Sortant de Rennes, et après y avoir rempli les mêmes obligations, le jeune homme passerait deux autres années à Strasbourg, où la pathologie générale, la pathologie et la nosologie médicales et chirurgicales, la nosologie comparée, l'hygiène, la médecine légale, la théorie des accouchemens, lui seraient enseignées.

Enfin l'élève viendrait à Paris où il suivrait, pendant les deux dernières années, des cours sur la matière médicale et l'art de formuler, des cours de clinique pour toutes les maladies des femmes, des enfans, des vieillards, chroniques, aiguës, etc., de clinique comparée. Il se livrerait aux opérations chirurgicales sur le cadavre, ensuite sur le vivant; à la pratique des accouchemens, à la confection et à l'application des différens appareils (1).

(1) Nous voudrions que les cliniques se fissent comme il suit : Le professeur, accompagné de ses élèves, énoncerait lentement et à haute voix, les causes, les signes, les accidens, le terme de la maladie, les changemens survenus depuis la dernière visite, les remèdes employés, leurs effets.

Enfin, comme nous l'avons vu à Leyde et dans des

On voit combien d'abus seraient corrigés par ce seul arrangement. Les plus grands avantages qui en résulteraient, seraient un plan d'études plus régulier et plus méthodique, qui assurerait les progrès des jeunes médecins; la fréquentation de toutes les Facultés; enfin, on ne verrait dans la capitale que des étudians paisibles, en-

écoles non moins célèbres de l'Allemagne, le professeur viendrait au pronostic, mais ne le ferait qu'en latin dans les maladies dangereuses.

La visite terminée, le professeur réunirait les élèves et les instruirait plus au long sur les maladies qu'ils viendraient d'examiner tous ensemble, en leur faisant part de ses réflexions, en écoutant les leurs, en les questionnant et leur exposant brièvement les principes d'après lesquels il se conduit.

Cette instruction familière ne durerait pas moins d'une heure matin et soir. Ces espèces de conférences médicales produiraient un bien immense. On ne peut nier que l'argumentation ne développe et ne fortifie le jugement; que le syllogisme est serré et pressant; qu'ainsi une dispute réglée est propre à exercer la jeunesse.

tièrement occupés de terminer leurs études, afin d'entrer dans le monde avec un titre honorable, et qui, par conséquent, seraient inaccessibles à l'influence des passions et des partis. L'étudiant ardent ne serait plus exposé à sacrifier telles leçons à telles autres, à entreprendre tous les maîtres. Trop de travail diminue le fruit de l'étude, et en hâtant l'acquisition des connaissances, on les rend imparfaites et confuses.

On nous objectera que ce serait exposer les élèves en médecine à beaucoup de dépenses. Tant pis pour ceux qui n'auraient pas une fortune qui les mît à même d'étudier l'art de guérir.

Mais, ajoutera-t-on, ne s'est-il pas élevé du sein de la médiocrité des médecins distingués par leurs talens et leurs écrits? Que le gouvernement se charge alors, après les avoir fait concourir, de payer pour les élèves qui montrent d'heureuses dispositions. N'envoie-t-il pas, à ses frais, des jeunes gens à l'école de peinture de Rome?

Quelques mauvais plaisans ont prétendu que

faire promener ainsi les étudians en médecine, ce serait les comparer à des commis-voyageurs. Nous voulons bien répondre à cette objection (quoiqu'elle sente furieusement la drogue), que l'on voyage aujourd'hui en France à très peu de frais; que les jeunes gens gagnent toujours à se déplacer, tant sous le rapport de la santé que sous celui des mœurs; que les distractions du voyage, l'aspect d'une nouvelle cité, donnent lieu à d'autres réflexions; qu'on rompt de fâcheuses habitudes, et qu'enfin l'idée du devoir renaît souvent avec tout le charme de sa puissance.

Nous avons de la peine à concevoir qu'on n'ait pas eu l'idée d'astreindre les professeurs à faire imprimer des livres classiques sur toutes les parties de la médecine; ces livres serviraient de base aux leçons des maîtres : chaque jour les disciples prépareraient chez eux la leçon qu'ils devraient entendre le lendemain. On aurait de cette manière des cours instructifs; les élèves ne perdraient plus les choses essentielles et un temps précieux.

Nous concevons plus difficilement qu'on n'ait pas pensé à extirper l'abus des doctrines médicales. Devrait-on permettre que telle ou telle méthode prévalût sans avoir été soumise au creuset de l'expérience, et sanctionnée par l'Académie Royale et les Facultés de médecine?... Il n'en est pas de l'art de guérir comme de l'architecture par exemple : un monument est assis sur de mauvaises bases, il s'écroule, il n'en coûte que quelques écus; mais une doctrine médicale qui vient de naître et qu'on adopte aveuglément, quand l'esprit d'innovation prédomine, peut ébranler l'ordre social jusque dans ses fondemens.

« Les Égyptiens, dit feu Bosquillon, furent les premiers qui crurent avoir un assez grand nombre d'observations pour former une espèce de code, nommé le *Livre sacré*, que les médecins devaient suivre dans le traitement des maladies, sous peine d'être condamnés comme homicides, si les malades mouraient quand ils s'en étaient écartés. » Jamais la France n'a eu plus de besoin de faire revivre l'idée de ces peuples anciens.

Nous ne voudrions pas comprimer l'élan du génie, mais bien ses écarts.

Réceptions. Pendant la dernière année, l'étudiant se préparerait, sans cesser de suivre les cours que nous avons déjà indiqués, à se faire recevoir docteur à Paris. Là, seulement, il recevrait son diplôme, mais après avoir publiquement soutenu cinq examens, dont deux en latin et une thèse imprimée; le sujet lui en serait fourni par le sort, et le candidat le traiterait sans aucune espèce de secours et sous clef.

C'est ici le cas de se livrer à des réflexions également pénibles. Pourquoi le gouvernement ne se chargerait-il pas des honoraires des professeurs, et des examinateurs surtout? Les professeurs publics, ne tirant de leurs emplois que des rétributions modiques, peuvent se négliger dans leurs devoirs en se livrant à des leçons particulières ou à d'autres occupations qui leur rapportent davantage.

Les plus graves désordres, pour la médecine

et la société, peuvent résulter de la facilité laissée aux professeurs de médecine de disposer des sommes payées pour l'admission au doctorat. N'ayez que de bons maîtres, traitez-les convenablement afin qu'ils n'aient pas besoin de sortir de leurs obligations pour pourvoir à l'existence de leurs familles ; exigez même qu'ils ne se livrent à d'autres fonctions qu'à l'enseignement qui leur est confié ; assurez-leur d'honorables retraites après qu'ils ont vieilli dans le professorat, au lieu de les frapper d'ignominieuses destitutions sur de simples soupçons ; mais, au nom de l'humanité, ne les exposez pas à recevoir des médecins incapables. Sommes-nous donc encore au temps de Pline, où la santé et la vie des citoyens étaient mises au hasard entre les mains du premier venu qui se disait médecin ?

Pourquoi les examens, comme les thèses, ne seraient-ils pas subi publiquement et en présence de deux ou trois conseillers de l'université ? car il ne faut pas non plus que la faveur puisse se glisser dans les réceptions.

Pourquoi ces examens ne dureraient-ils pas de deux ou trois heures le matin, autant le soir, et pendant cinq ou six jours, suivant leur importance ? Pourquoi enfin des affiches n'annonceraient-elles pas les jours et heures où ces examens auraient lieu ? Le jugement des examinateurs devrait être prononcé également en public, tribunal redoutable, mais intéressé ?

Vous auriez beau nous dire, comme Virgile, que l'art de guérir est muet en comparaison des talens sensibles des autres enfans d'Apollon ; l'embarras du récipiendaire, le prononcé des examinateurs, suffiraient pour que le public ne courût aucun risque dans son jugement.

Nous pensons de même pour la pharmacie, parce que la potion destinée à une ravaudeuse doit être préparée avec autant d'art et de fidélité que celle que doit prendre l'épouse d'un banquier.

Ainsi un seul ordre de pharmaciens, reçus par

les Écoles de pharmacie ou les Facultés de médecine. Il est bien entendu qu'on ne doit pas exi-
ger de ces derniers le même temps d'étude que
pour les médecins, ni le même nombre d'examens,
etc. Nous repoussons les herboristes.

Les sages-femmes devraient être reçues par les
trois docteurs les plus anciens de diplôme, pris
dans le chef-lieu du département le plus voisin
de celui où ces femmes voudraient exercer l'art
des accouchemens.

Nous profiterons de l'occasion pour déclarer
franchement qu'il devrait exister une grande sévérité pour l'admission des médecins, comme
membres de l'Académie Royale de médecine,
instituée pour récompenser ceux des docteurs qui
se sont distingués dans les travaux les plus pro-
chainement utiles à la conservation des hommes,
principalement dans l'ouvrage où seront rassem-
blées, en un corps, toutes les connaissances qui
concernent l'art de guérir.

Or, nous demandons si ce noble but de nos

Rois a été rempli dans ces derniers temps? L'in-
terdit mis depuis peu sur les nominations, suffi-
rait pour trouver le contraire, si nous ne rencon-
trions parfois des académiciens assez complaisans
pour nous attester que les réceptions ont été vraiment trop faciles.

N'est-il pas ridicule, en effet, qu'un académicien outrage la syntaxe, et qu'un académicien
médecin ignore jusqu'aux premiers élémens de
son art?

Serait-il donc difficile de soumettre tout as-
pirant à l'Académie Royale de médecine, à des
épreuves orales ou écrites? Ce corps, où brillent
du reste les plus fortes têtes médicales de l'Europe, devrait-il ouvrir ses portes à l'aveugle
routine?

Chambres de discipline. L'institution des conseils de discipline, pour les médecins, serait à nos
yeux le projet le mieux conçu que l'on pût présenter à une nation comme la nôtre. Plusieurs

professions de la société ont leurs chambres de discipline. Les médecins sont privés de cet avantage, tellement précieux, qu'il tend à conserver l'ordre, la décence et le respect que se doivent mutuellement des hommes bien élevés et chargés des intérêts les plus chers de la société. Il est temps d'étouffer des divisions qui nuisent à la science en affaiblissant la considération et la confiance, qui ne seraient jamais altérées s'il existait des conseils de discipline médicaux.

Ces conseils poursuivraient le charlatanisme partout où il se trouverait, sous quelque forme qu'il se présentât. Le charlatanisme est une épidémie meurtrière. La peste même n'est que passagère, elle n'exerce ses ravages que de loin en loin, et ne laisse après elle que les traces d'une dépopulation plus ou moins étendue, selon les bornes dans lesquelles elle est renfermée. Le charlatanisme a des retours, si fréquens et si universels, qu'il pourrait être considéré comme une calamité permanente. Il détériore ce qu'il ne touche pas, et parmi les victimes incalculables qu'il immole chaque jour, on voit celles qu'il semble avoir le plus épargnées, porter les stigmates ineffaçables de sa cruauté, ou gémir à jamais en proie aux infirmités de toute espèce par lesquelles il marque son passage.

Les conseils de discipline feraient enfin justice de ces prétendus oculistes, faiseurs de grandes opérations chirurgicales, jugeurs d'eau, etc. Tous ces jongleurs disparaîtraient pour jamais de notre belle France, qui a bien assez de ses rebouteurs abrutis, mais titrés. Les exploits de ces derniers s'aperçoivent principalement dans l'examen qui se fait chaque année des jeunes gens appelés au service militaire.

La diversité des doctrines médicales a divisé les hommes qui exercent l'art de guérir; les conseils de discipline anéantiraient ces divisions. C'est dans cette réunion de famille que l'esprit brouillon serait étouffé, que les passions médicales recevraient un frein, d'autant plus convenable, qu'il leur serait opposé par les médecins eux-mêmes.

On ne verrait entre ceux-ci qu'une heureuse harmonie. Il n'existerait, parmi eux, d'autre envie que celle d'illustrer le premier des arts, puisqu'il tend à conserver le premier des biens. Avancement et expansion de la science, rapports fréquens et bientôt intimes entre les médecins, utilité générale ; voilà, en peu de mots, les avantages des conseils de discipline médicaux.

Ils se composeraient des neuf médecins les plus anciens de diplôme par département ; le doyen d'âge présiderait ; le plus jeune serait secrétaire. On n'allouerait aucun traitement à ces conseils ; ils couvriraient leurs dépenses par les produits des réceptions des sages-femmes, et ceux des visites qu'ils feraient chaque année chez les pharmaciens, les droguistes, etc. Mais alors les professeurs des Facultés se borneraient aux visites de leurs départemens respectifs ; mieux vaudrait qu'ils ne s'en mêlassent pas du tout. Ils auraient bien assez de l'enseignement et des examens auxquels ils seraient plus sévèrement tenus.

Tels sont nos vœux les plus ardents, tels doivent être ceux des vrais amis de l'humanité.

Nous allons examiner maintenant les moyens de combattre les affections nerveuses, lorsqu'une bonne éducation et des lois sages n'ont pu prévenir l'invasion de ces maladies.

2. *Traitement curatif.* — A. *Moyens tirés du règne animal.* Sans nous attacher aux règles prescrites par la *matière médicale,* nous ferons connaître successivement les substances que nous avons le plus souvent eu occasion d'employer, et les circonstances où ces substances nous ont paru convenir davantage.

Il n'existe pas de maladies pour lesquelles on ait inventé plus de méthodes de traitement que pour les névroses. Les trois règnes de la nature ont tour-à-tour été mis à contribution ; et, il faut le dire, avec bien peu de succès, du moins pour plusieurs de ces affections contre lesquelles l'arsenal de la thérapeutique a été souvent inutile, et a même produit des effets fâcheux. Que pourraient, en effet, toutes les substances indigènes ou exotiques; animales, végétales ou minérales; toutes les opérations de la chirurgie, contre les vésanies ou maladies mentales, par exemple?

Cantharides. La seule manière d'user de ces précieux insectes, dans le traitement des affections nerveuses, est en teinture alcoholique ou en emplâtre.

On les emploie avec un succès merveilleux dans les fièvres malignes, dans les névralgies métastiques, ou qui proviennent du transport d'une humeur sur un nerf ou une paire de nerfs ; mais c'est dans les rhumatismes chroniques, et principalement dans la sciatique, que nous avons eu à nous louer, soit des frictions avec la solution alcoholique de cantharides, soit des vésicatoires que nous avons toujours la précaution de saupoudrer de camphre.

Nous pouvons assurer que, constamment, on

vient à bout de la sciatique par l'application d'un vésicatoire semblable sur le trajet du nerf du même nom à l'endroit où il est le moins caché, comme le veut *Cotugno*, c'est-à-dire, sur la tête du deuxième os de la jambe, le péroné.

On a à se plaindre de ces moyens dans les autres névroses, même dans la paralysie, où ils paraissent être indiqués de préférence à tout autre.

Sangsues. Les nerfs peuvent subir l'inflammation comme les autres tissus de l'économie animale, et, dans ce cas, c'est le *névrilème* qui en est le siége. C'est cette inflammation qui constitue la névralgie proprement dite. Les bons effets que l'on retire des émissions sanguines dans les douleurs aiguës des nerfs, sont des preuves incontestables de la disposition de ces parties à s'enflammer.

Lorsque ce sont des personnes faibles, délicates, ou déjà épuisées, qui se trouvent atteintes de névralgie aiguë, les sangsues sont préférables à la saignée générale; mais les émissions sanguines doivent être abandonnées, si elles n'ont pas fait cesser la douleur sur-le-champ.

Nous profitons de cette occasion pour blâmer hautement l'application des sangsues sur le trajet d'un nerf douloureux ; on a vu des accidens survenir à la suite de cette pratique, la douleur surtout devenir intolérable. Cela se conçoit d'autant plus facilement, qu'on sait que le premier effet de la succion opérée par ces annélides est d'attirer le sang où elle a lieu. Tandis que si les sangsues sont posées sur une région éloignée de celle où gît l'irritation, on en retire un avantage réel ; c'est ce qui nous est arrivé mainte fois pour nous-même, qui sommes sujet à différentes névralgies.

Nous déclarons n'avoir jamais vu céder une *gastralgie* aux sangsues posées sur l'épigastre, ou région de l'estomac, et nous pouvons assurer avoir été souvent témoin de l'intensité plus grande de cette névralgie après cette application.

Castoreum. Cette matière, qui nous est fournie par l'animal dont elle tire son nom , ne nous a réussi complètement que dans l'hystérie des femmes *faibles*. Voici à quelle dose et de quelle manière nous avons administré la teinture éthérée de cette substance , que l'alcohol dissout beaucoup moins bien : de trente gouttes à deux gros dans une tasse d'infusion de fleurs de tilleul ; d'un demi-gros à une demi-once, et plus, en lavement, ou en injection dans l'utérus.

Musc. Le musc, dont la médecine est redevable au *chevrotin* ou gazelle d'Asie , à plusieurs animaux indigènes, à quelques végétaux, et même à quelques terres, est un des remèdes les plus héroïques contre les maladies essentiellement nerveuses : on s'en sert avec un remarquable avantage contre le tétanos sans complication ; ce qui nous arriva dernièrement à Versailles, sur un enfant d'une famille très avantageusement connue. Une sueur considérable s'établit, et le malade fut sauvé. Le musc, dans cette circonstance, fut porté jusqu'à douze grains après en avoir commencé l'usage par un quart de grain.

Huile animale de Dieppel. Cette huile, qu'on obtient de l'esprit de corne de cerf rectifié, ne nous a réussi qu'une seule fois, contre une paralysie intestinale, à la dose de trente gouttes dans une potion gommeuse. On aurait tort de l'employer contre les affections nerveuses actives. Nous avons vu de grands accidens résulter de son administration dans une névralgie faciale.

Ambre gris. Cette matière concrète, fournie par le *cachalot*, d'après de nouvelles observations, nous a réussi une fois contre le tétanos sur une demoiselle de Vienne (Autriche).

Gélatine. Ce principe immédiat des substances animales est à-la-fois utile, comme aliment et comme médicament, dans les maladies nerveuses. Outre l'avantage de nourrir, sous un petit volume, la gélatine a une vertu émolliente qu'on apprécie en général dans le traitement des affections spasmodiques des voies digestives ; aussi les bouillons de veau, de poulet, de grenouille, de limaçons, etc., réussissent-ils à tempérer les propriétés vitales de l'estomac, si exaltées pendant l'irritation de ce viscère.

Lait. Ce fluide animal a été de tout temps employé contre certaines maladies du système nerveux avec épuisement. Galien, Forestus, Fabrice de Hilden, ont donné celui de femme ; celui d'ânesse a été administré avec avantage par Ancatus, Hoffmann ; celui de chèvre, par Helwilgius, Fischer, etc.; celui de vache, par Zacutus, etc.

Nous avons obtenu des succès étonnans de la diète lactée dans le traitement de la fièvre hectique nerveuse : nous ne prescrivîmes d'abord qu'une petite quantité de ce liquide, nous en augmentâmes ensuite progressivement la dose, jusqu'à ce que le malade fût parvenu à ne prendre que du lait.

Nous avons également été très satisfait du régime lacté dans les convulsions, les sciatiques , les rhumatismes, et spécialement la goutte, qui a été guérie par l'usage exclusif du lait sur un ma-réchal-de-camp qui nous honore de son intimité. Plusieurs personnes de Versailles connaissent la cure obtenue, par la diète blanche, sur le spas-modique chevalier que nous avons déjà eu occa-sion de citer.

Nous ne dirons rien de la râpure des os du crâne des personnes mortes subitement, des sup-pliciés, ou des suicides *de préférence*; de la râ-pure du pied d'élan, de celle de la dent de chè-vre; du cerveau desséché et en poudre de quel-ques animaux, notamment du vautour, du cygne; de la bile d'ours ; du sang humain que Celse pré-conise , etc., etc.; substances plus dégoûtantes les unes que les autres, et que nous craindrions d'exhumer de l'abandon où elles sont si justement ensevelies, en leur accordant un mot de plus.

B. *Moyens tirés du règne végétal*. Le nombre de substances que nous fournit le règne végétal ,

contre les affections nerveuses, est si considérable, que nous nous contenterons d'énoncer les
principales.

Térébenthine. Ce suc résineux, que nous devons aux familles des *térébenthacées* et des coni-
fères, est très utile dans le traitement de quelques
névroses. Son huile essentielle ou volatile a souvent réussi à l'habile praticien, M. Récamier, que
l'on entendra toujours nommer quand il s'agira
de victoires remportées sur la nombreuse cohorte
de maladies qui assiégent l'espèce humaine. Il
faut prescrire cette huile, soigneusement rectifiée
et distillée, à l'alcohol ou à l'éther. Nous n'avons
eu qu'à nous louer de ses effets, dans une entéralgie chronique, et dans plusieurs sciatiques,
donnée à la dose d'un gros délayé avec un jaune
d'œuf et étendu dans un liquide sucré et aro-
matisé.

Naphte ou pétrole. Distillée à feu nu, cette
substance donne une huile empyreumatique, dont
vingt-quatre gouttes, étendues dans une potion

anti-spasmodique simple, ont suffi pour apaiser une *entéralgie* chronique et une paralysie de la vessie, pour laquelle le bas-ventre était également frictionné avec une demi-once de cette huile.

Au reste, presque toutes les huiles empyreumatiques ont été employées, avec plus ou moins de succès, dans le traitement des affections spasmodiques non aiguës.

Poix et goudron. Ces produits des sapins et des mélèses sont également utiles dans les maladies du système nerveux ; la première, comme rubéfiante, et en cela elle est préférable aux cantharides, parce qu'elle ne cause pas de vésicules et n'a point, comme ces dernières, une action directe sur la vessie.

Le goudron, qui ne diffère de la poix que par sa liquidité, nous a été d'un grand secours dans l'asthme, que nous considérons comme une affection convulsive des voies aériennes. Nous donnons l'eau de goudron à la dose de deux cuillerées dans autant de lait.

Roseaux. De tous les roseaux connus, le suc de *l'arundo-phragmites*, est le seul qui nous ait réussi à la dose d'une demi-once dans une tasse d'eau tiède. Nous sommes parvenu, avec ce suc, à guérir une demoiselle de vingt - cinq ans, qui présentait une paralysie du membre supérieur droit, et des douleurs convulsives dans le membre inférieur du même côté.

Baumes. Quelques-uns de ces médicamens ont été d'une grande utilité dans les maladies nerveuses, avec débilité marquée, à cause de leur vertu fortifiante du système nerveux. On les emploie en vapeurs que l'on inspire à l'aide d'un flacon à deux tubulures, dont une est recourbée en forme de bec, et dirigée dans la bouche, tandis que le malade facilite l'évaporation du liquide par l'application de ses mains ou de linges très chauds sur le flacon ; on peut encore verser une certaine quantité d'éther sur celle du baume contenu dans le flacon ; la vapeur qui résulte de cette solution est préférable à la précédente.

Nous nous servons habituellement du baume

de Tolu, que nous prescrivons aussi intérieurement sous forme de sirop ; voilà pour les baumes simples : quant aux composés pharmaceutiques, si improprement nommés baumes, le baume *nerval*, le baume *tranquille*, le baume *apoplectique*, le baume de vie d'Hoffmann, etc., ont été souvent utiles dans les rhumatismes chroniques, soit intérieurement, soit à l'extérieur, comme le baume spiritueux de *Fioraventi*, qui, en frictions, convient si bien dans la paralysie.

Opium. L'opium agit primitivement par son *stimulus* ; il produit une excitation, mais qui ne tarde pas à être suivie de relâchement et de faiblesse indirecte ; il attaque enfin la vitalité, si on en fait un trop long usage. On ne peut cependant s'empêcher de reconnaître dans cette substance un des puissans agens de la médecine antispasmodique. Quand l'opium n'aurait que la propriété d'appaiser le tourment de la douleur, il serait encore, sans contredit, une des substances les plus précieuses de l'art de guérir.

Une sciatique avait résisté, pendant dix-huit

mois, aux traitemens les mieux combinés par les médecins les plus éclairés de Varsovie. L'officier polonais, qui souffrait depuis long-temps de cette affection, s'adressa à un chirurgien-major français qui le mit à l'usage des pilules d'opium.

Le malade débuta par en prendre une d'un grain, et parvint successivement à en avaler soixante par jour.

Beaucoup de migraines, essentiellement nerveuses, ont cédé aux emplâtres opiacés appliqués sur les tempes ou derrière les oreilles.

Que l'opium nous vienne de l'Égypte, de la Perse, de l'Arabie, de l'Anatolie, ou des autres pays chauds de l'Asie, cela est indifférent, pourvu qu'il soit dense, amer, et, comme on le dit à Florence, pourvu qu'en le flairant il fasse venir le sommeil et se dissolve dans l'eau. Il n'est pas de notre sujet de nous occuper de ses différentes préparations ; mais l'opium, nous en sommes convaincu, donnera lieu à des découvertes ultérieures sur sa miraculeuse vertu.

Digitale pourprée. Cette plante, de la didy-
namie angiospermie de Linnée, se rapproche
beaucoup de la précédente, du moins pour sa
manière d'agir. Nous dirons ce que nous avons
remarqué sur les effets de ce végétal, quoique sa
vertu, comme celle de presque tous les médicamens, soit encore un mystère.

C'est sous la forme de teinture éthérée préparée avec les feuilles fraîches, que nous l'avons
employée à la dose de dix gouttes, en l'augmentant graduellement jusqu'à soixante, pour le
lombago, l'*asthme*, la toux convulsive, l'épilepsie sympathique et une manie dont la cause était
une affection des viscères de l'abdomen.

Nous avons surtout vu guérir plusieurs mélan-
colies (qui portaient un caractère asthénique)
avec l'extrait de digitale pourprée.

Les céphalalgies sus-orbitaires essentielles, et
les spasmes du cœur, ne résistent jamais à l'emploi de la teinture éthérée de digitale, portée
gradatìm à haute dose.

Pivoine. Cette plante, de la famille des ellé-boracées, a réussi quelquefois dans l'épilepsie sympathique. Il faut donner sa racine en poudre, depuis dix grains jusqu'à deux gros.

Camphre. Ce produit du *laurus camphora* de Linnée (que l'on retire aussi d'un assez grand nombre de plantes), convient dans les paralysies, à cause de sa grande vertu stimulante. Plusieurs rhumatismes chroniques, douleurs sciatiques, etc., ont cédé au camphre donné en poudre, en le mêlant avec du sucre, en frictions et en lavemens. Nous l'avons vu agir très efficacement contre une angine de poitrine purement nerveuse. Il fut donné à la dose d'un gros dissous dans un peu d'éther, et étendu ensuite dans une potion gommeuse; mais la maladie ayant résisté, le médecin fit appliquer un large vésicatoire camphré au milieu des épaules. Il était pansé deux fois par jour avec du cérat couvert de camphre en poudre. Le malade, qui auparavant avait été soumis en vain à différentes applications de sangsues ou saignées générales, fut totalement rétabli.

Belladone. Atropa belladona de Linnée; ce végétal agit comme l'opium; mais il est évidemment supérieur à celui-ci contre la coqueluche, qui n'est qu'une toux convulsive. Il faut donner la belladone à la dose d'un demi-grain de sa racine en poudre dans une tasse de lait, en augmentant successivement jusqu'à trois grains pour les enfans, et quelquefois jusqu'à vingt pour les adultes.

Morelle à fruits noirs. Solanum nigrum de Linnée. On est parvenu à calmer entièrement un tic douloureux de la face avec des cataplasmes de ce végétal. Cette affection avait résisté à tous les autres moyens connus.

Douce amère. Nous avons vu retirer les mêmes avantages de ce *solanum dulcamara* de Linnée, administré de la même manière, dans le traitement d'une névralgie sus-orbitaire.

Galbanum. Nous avons été témoin du succès de ce produit végétal dans le traitement de plusieurs *hystéries* et *entéralgies;* le suc de ce *bubon galbanum* de Linnée était employé en fumigations; dans une autre circonstance ce suc fut donné en pilules, et avec avantage, contre l'hypocondrie, à la dose de dix grains par jour.

Assa fœtida. Cette gomme résine que nous fournit le *ferula assa fœtida* de Linnée, réussit presque constamment dans les névroses utérines et dans l'asthme; mais il faut la donner en injections ou en lavemens dans les premières, et en fumigations dans le dernier.

Valérianes. L'action de ces plantes sur le système nerveux, leur a acquis une réputation méritée.

C'est surtout dans l'épilepsie sympathique qu'elles ont réussi. Elles ont également eu quelques succès dans la plupart des affections nerveuses; mais il faut les donner à très hautes doses, après avoir commencé par la plus faible. Nous avons fait prendre jusqu'à deux onces de racine de valériane en poudre (en vingt-quatre heures), dans la catalepsie.

Quinquina. Ce végétal est préconisé, à juste titre, comme anti-périodique, mais il réussit rarement dans les névroses qui affectent même ce caractère. S'il vient à bout de quelques unes de ces maladies, c'est qu'elles sont entièrement asthéniques, puisque cette substance tient le premier rang, parmi les toniques, à cause de son énergie permanente.

Jusquiame noire. Hyoscyamus niger, de Linnée. Ce poison narcotique a eu des succès contre quelques névroses, notamment contre l'hypocondrie. On peut le donner en extrait à la dose d'un gros, dissous dans une once d'eau de fleurs de camomille; on en prend dix gouttes par heure, en augmentant de quatre gouttes chaque fois, comme le conseille un médecin allemand, M. *Breiting*.

Stramoine. Datura stramonium, de Linnée; de la famille des solanées. Nous avons vu donner, avec avantage, l'extrait de ce funeste poison à la dose d'un grain dans l'épilepsie sympathique et la mélancolie. La fumée de la racine de cette plante réussit souvent contre l'asthme; nous avons été témoin de son efficacité, dans ce cas, mais il faut y avoir recours au moment de l'accès.

Acide prussique ou *hydro-cyanique*. Cet acide, dont nos chimistes les plus habiles ont constaté le siége dans certains végétaux, est peut-être le poison le plus subtil que l'on connaisse, mais aussi un des plus puissans agens de la médecine antispasmodique.

Nous l'employons souvent dans l'épilepsie idiopathique, et voici comment : nous commençons par une goutte de cet acide dans une cuiller à bouche d'eau fraîche. Nous augmentons chaque jour d'une goutte d'acide et d'autant d'eau, jusqu'à ce que le malade se plaigne de vertige, d'étourdissement, de constrictions à la poitrine, d'envie de vomir, d'oppression, de céphalalgie ou de défaillance. L'un de ces phénomènes suffit pour nous faire rétrograder ; nous recommençons ensuite par une goutte.

Les accidens nouvellement produits par le *Datura stramonium* et l'acide prussique, prouveraient encore, s'il était nécessaire, qu'une bonne loi sur la police médicale est indispensable. Les *quiproquo* des apothicaires, et le zèle trop ardent de quelques docteurs, ont besoin d'un frein.

Le *Codex* lui-même n'est point exempt de reproche, et peut-être que, sans lui, un médecin de la plus haute espérance, et que recommandent toutes les qualités sociales, n'eût point employé le *toxique* le plus délétère avec autant de confiance.

Arnique. Nous n'avons eu occasion d'employer, qu'une seule fois, l'infusion de fleurs d'*Arnica montana*, de Linnée. C'était contre l'asthme; elle parvint à en éloigner les accès. Cette plante est très énergique; mais nous ne pensons pas qu'elle ait de grandes vertus anti-spasmodiques. On l'emploie souvent dans les paralysies; c'est bien là où elle peut-être utile.

Gui de chêne. Le gui est en général une des

plantes parasites de la *Diœcie tétandrie,* de Linnée; elle a réellement réussi contre quelques épilepsies. L'écorce de ce végétal en poudre, à la dose de deux gros dans une tasse d'infusion de fleurs d'oranger, est parvenue à guérir radicalement un enfant de six ans, d'une épilepsie sympathique.

Moutardes. Ces plantes, de la *Tétradynamie siliculeuse,* de Linnée, sont des stimulans du premier ordre, et c'est sous ce rapport qu'elles conviennent dans quelques paralysies ou névroses asthéniques, contre celle de la langue, par exemple, pour laquelle on fait mâcher, avec un succès vraiment extraordinaire, la semence de ce végétal stimulant. Quelques médecins anglais font aujourd'hui une panacée universelle de la graine de moutarde blanche ; nous sommes porté à croire que cette substance n'a pas les vertus que ces enthousiastes lui attribuent.

Dictame. Les médecins et les poètes de l'antiquité ont tour-à-tour chanté cet *Origanum Dicta-mus,* de Linnée. Il modère, par l'infusion aqueuse de ses feuilles , l'irritation nerveuse, sans laisser après son action aucun des effets de l'opium , du camphre , etc.

Rue. Cette plante de la *Décandrie monogynie,* de Linnée , réussit quelquefois dans l'hystérie , sous forme de poudre de ses feuilles à la dose d'un scrupule à un gros, et en cataplasme sur le bas-ventre.

Narcisse. Ce végétal de *l'Hexandrie mono-gynie,* de Linnée , est souvent utile dans les névroses. C'est surtout l'infusion des feuilles du narcisse sauvage qui a réussi dans la coqueluche.

Succin ou *Ambre jaune.* C'est une substance résineuse que les anciens faisaient provenir du suc des pins, sapins, etc., et que les modernes regardent comme un bitume qui découle du sein de la terre dans la mer. Cette matière, que nous nous sommes souvent plu à pêcher dans la Baltique, est d'une grande utilité dans certaines névroses ; on la donne en teinture éthérée , depuis un scrupule jusqu'à un gros. Une hystérie, d'une intensité rare, a cédé à l'emploi de ce médicament, porté à deux gros.

Éther sulfurique. Il est éminemment utile dans l'asthme, et dans toutes les affections convulsives. Nous préférons l'employer en le faisant respirer au moyen du petit appareil dont nous avons déjà parlé. Introduit dans l'estomac, cet éther peut facilement irriter la membrane muqueuse de ce viscère.

Éther acétique. Les lavemens et les bains de siége, contenant une certaine quantité de cette combinaison de l'alcohol avec l'acide acétique, ont parfaitement éteint des coliques spasmodiques contre lesquelles tous les autres calmans avaient échoué. Mais c'est à l'extérieur qu'on est plus satisfait de cet éther, et qu'on est moins inquiet sur son action. Nous l'avons employé jusqu'à la dose de deux pintes pour un bain général. Il faut verser l'éther lorsque le malade est dans l'eau, et ne laisser séjourner celui-ci, dans le bain, qu'un quart-d'heure ou une demi-heure au plus.

Jalap. *Le convolvulus jalapa de la pentandrie monogynie,* de Linnée, est comme tous les autres purgatifs drastiques (violens) qui combattent avec efficacité les paralysies, l'idiotisme, etc. Nous pouvons assurer avoir vu disparaître entièrement cette dernière affection chez une jeune personne, en réitérant, pendant un an, tous les deux jours, la résine de jalap à dose appropriée à l'âge et au tempérament de la malade.

Il est rare que ces moyens ne réussissent pas dans les rhumatismes chroniques. Le vomi-purgatif Leroy doit à cette vertu drastique la vogue qu'il s'est acquise dans les classes même les plus élevées de la société. L'Académie Royale de Médecine n'en a pas moins agi très sagement en défendant le débit de ce poison tel qu'il avait lieu; ce corps, vraiment savant et philantrope , aurait dû en faire autant pour détruire l'abus que l'on fait d'une méthode , non moins meurtrière , puisqu'elle tend à diminuer, souvent sans raison, la propre substance de la vie.

Nous pensons, avec un médecin du premier mérite, que les doctrines médicales ne peuvent être bonnes qu'autant qu'elles sont basées sur des faits incontestables, et expérimentées avec franchise et loyauté.

Il serait inutile d'entrer plus avant dans la vaste série des moyens qu'offre le règne végétal à la curation des névroses. Plusieurs produits de ce règne sont ou dans l'oubli, ou jouissent de trop peu d'importance pour figurer ici.

c. *Moyens tirés du règne minéral. Ammoniaque.* L'ammoniaque liquide ou alcali volatil que l'on retire ordinairement du muriate d'ammoniaque ou sel ammoniacal, est un puissant remède contre plusieurs névroses. Une *amaurose* et de violentes palpitations nerveuses du cœur ont cédé, au bout de huit jours, à six gouttes d'ammoniaque liquide, prises dans un verre d'eau fraîche chaque matin à jeun.

Soufre. Nous avons vu ce corps simple et si répandu dans la nature, guérir quelques affections asthmatiques, goutteuses et même hystériques anciennes. Il faut le prendre par cuillerée, une fois par jour, et pendant six mois au moins.

Émétique. L'émétique ou tartrite antimonié de potasse, parce qu'il est composé de tartrate d'antimoine et de tartrate de potasse, est souvent efficace dans le traitement de l'épilepsie. Stoll, Tissot, Tourtelle, ont guéri cette affection par ce moyen. Il est rare que la migraine ne soit pas enlevée par l'action de l'émétique. Ce sel est également puissant, dans certains rhumatismes, par la diaphorèse générale qu'il provoque, et dans l'amaurose, par la secousse qu'il imprime au système nerveux, secousse qui ranime les nerfs optiques.

Le célèbre Desault, dans les dernières années de sa vie, avait abandonné le trépan en faveur de l'émétique, dans le traitement des plaies de tête.

Fer. Nous avons vu guérir, par cet agent, une jeune dame hystérique qui éprouvait des tremblemens des membres. On n'a employé dans cette circonstance, que le chocolat ferré, qui se prépare en introduisant un gros de limaille de fer porphyrisée dans une livre de chocolat.

Aimant. C'est par sa vertu magnétique que cette mine de fer agit sur le système nerveux. Nous avons donné la pierre d'aimant, à la dose d'un demi-gros dans une tasse d'infusion de feuilles d'oranger, répétée pendant six mois, et nous sommes parvenu à arrêter un *vertige ténébreux* qui existait depuis deux ans.

Zinc. C'est l'oxyde de ce métal, ou fleurs de zinc, que l'on emploie particulièrement pour combattre les convulsions des enfans. L'oxyde de zinc agit d'une manière étonnante sur le cerveau. Nous avons vu guérir deux jeunes filles, l'une hystérique, et l'autre affectée de la danse de Saint Guy, en portant l'usage des fleurs de zinc jusqu'à cent grains par jour, et toujours *gradatim.* Un épileptique a été soulagé, en saupoudrant de cet oxyde, la surface d'une large plaie produite au bras gauche par un vésicatoire.

Cuivre. Si cette substance métallique est un poison violent, elle est aussi, à doses réfractées, un puissant excitant du système nerveux. Nous avons obtenu quelques succès de la solution du sulfate acide de cuivre, chez des hypocondriaques et des épileptiques, mais il faut l'employer avec une grande circonspection. Une épilepsie idiopathique a cédé au sulfate de cuivre ammoniacal. On doit en commencer l'usage par un huitième de grain, et aller successivement jusqu'à dix grains, pour ne point éprouver d'accident.

Plomb. Ce métal, dont la mine est si répandue, ne nous a réussi que dans les névroses utérines. C'est le sel de saturne ou l'acétate de plomb des chimistes, que nous avons mis en usage, en commençant par une goutte jusqu'à dix, dans une potion anti-spasmodique simple.

Argent. La seule préparation de ce métal, recommandée dans les névroses, est le *nitrate d'argent fondu* ou pierre infernale. Nous l'avons souvent employé contre l'épilepsie, et non-seulement il n'a produit aucun bien, mais il a donné lieu à des phénomènes étranges, ou à des accidens terribles. Plusieurs personnes atteintes de cette maladie, après avoir pris assez long-temps des pilules de deux grains de ce sel, ont aperçu sur-le-champ, et conservé pendant quelques jours, une teinte bleuâtre du visage. Nous sommes même si habitué à ce phénomène, que le dernier épileptique qui fût soumis à notre examen, présentait cette singulière circonstance. Nous lui demandâmes aussitôt s'il avait pris de la pierre infernale, il nous répondit : « beaucoup. » Un autre malade avait éprouvé une telle inflammation des organes digestifs, qu'après un an de traitement, il se trouvait encore dans l'impossibilité de prendre autre chose que du lait. Presque

constamment les accès d'épilepsie se rappro-
chaient par l'effet du nitrate d'argent fondu.

Or. Une névralgie frontale, très rebelle, a
cédé à l'action du muriate d'or, donné en pilules,
depuis un grain jusqu'à six. Ce sel n'est autre
chose que la combinaison de l'or avec l'acide
muriatique; combinaison qui porte aujourd'hui
le nom de *chlorure d'or*.

Phosphore. Ce corps, que l'on trouve dans les
trois règnes de la nature, est souvent utile dans
les névroses. Sa solution éthérée à la dose de
vingt gouttes sur un morceau de sucre, réussit
quelquefois dans la mélancolie; mais il faut répéter cette dose deux fois par jour, et pendant
plusieurs mois.

Eaux minérales prises en boisson. Ces *eaux*
n'agissent pas souvent avec avantage sur les affections du système nerveux. On ne peut cependant contester l'efficacité de plusieurs d'entr'elles, qu'elles doivent peut-être à l'influence du

changement d'air et de son extrême pureté ; du voyage, de la distraction, de la beauté du ciel, de la variété pittoresque des sites ; mais c'est surtout sous forme de bains et de douches, que ces eaux sont utiles dans les maux dont il s'agit.

p. *Moyens curatifs appliqués à la surface extérieure du corps. Bains tièdes.* Ils conviennent infiniment aux affections des nerfs des enfans et des femmes dont ces organes sont très délicats et très sensibles. Ces bains suffisent pour calmer des névralgies qu'on a vainement attaquées par des substances très actives. Nous donnons depuis long-temps des soins à une demoiselle vivement tourmentée par une névralgie de la cuisse gauche, qui a résisté à tout, excepté aux bains tièdes pris pendant trois ou quatre heures par jour ; aujourd'hui les vaisseaux extérieurs du membre se gonflent peu à peu, la jambe se détend, le pouls est plus plein, il bat régulièrement ; le visage se colore, on y remarque une légère moiteur, et le sommeil commence à s'emparer de la malade.

Bains chauds. Il est rare que les bains chauds généraux conviennent dans le traitement des névralgies, puisqu'ils produisent eux-mêmes des syncopes, des migraines, des vertiges, des cardialgies (spasmes douloureux de l'orifice supérieur de l'estomac), le hoquet, des convulsions.

Manuluves et pédiluves. Ces bains opèrent des effets merveilleux quand on y a recours pour les douleurs spasmodiques de la tête, pour l'asthme, les palpitations du cœur, les fièvres nerveuses, etc.; mais il faut avoir la précaution de se tenir debout dans les pédiluves très chauds. Voici ce qui nous est arrivé à ce sujet. Une dame, tourmentée depuis long-temps par une hémi-cranie, n'obtenait rien des bains de pieds, très animés, qu'elle prenait étant assise. Nous lui conseillâmes de les prendre debout; elle fut aussitôt soulagée. Cette manière tendrait-elle à faire circuler plus facilement le fluide nerveux, ou le pédiluve serait-il enfin dérivatif de ce fluide qui affluait vers la tête, comme cela arrive fréquemment au sang? Nous sommes d'autant plus porté à penser ainsi, que la malade est très peu sanguine ; qu'au moment de ses plus grandes douleurs la figure reste pâle, et que les pulsations des artères sont naturelles. Cette dame a eu d'ailleurs des sangsues à foison, subi plusieurs saignées, et n'en a été que plus souffrante.

Nous pensons que les *manuluves* doivent être préférés aux bains de pieds pour les névroses de la poitrine, tandis que pour celles de l'encéphale, ces derniers sont bien supérieurs ; une violente angine de poitrine a cédé promptement à l'usage, long-temps continué, des manuluves, après avoir résisté aux bains de pieds, aux larges saignées, etc.

Fomentations. Elles sont sèches ou humides. Les premières, qui se composent de sel, de cendres, de sarment, de laine ou de linge, etc., convenablement échauffés, réussissent dans presque toutes les névralgies des articulations.

Les fomentations humides, que l'on prépare avec des substances émollientes, s'emploient avec assez de succès dans les rhumatismes chroniques, c'est un bain tiède dont la continuité est inappréciable.

Bains de sable. Il nous ont été d'un grand secours dans la sciatique. Un de nos malades, aussi heureux que l'empereur *Auguste*, a été radicalement guéri de cette maladie par ces bains. Il faut que le sable soit échauffé par les rayons du soleil, sur le bord de la mer ou d'une rivière. On peut remplacer le sable par le son, les feuilles de l'aune, ou des cendres, que l'on emploie de préférence aujourd'hui pour rappeler les noyés à la vie.

Bains de vapeurs. Ces bains, moins efficaces dans les affections nerveuses que dans celles de la peau, sont néanmoins très avantageux dans les névralgies articulaires. Les roideurs de ces parties ne résistent guère à l'usage de ces bains. Nous avons vu, en Russie et en Suède, les bains de vapeurs être un des besoins du peuple. On en trouve dans presque chaque village. Cette précaution paraît être appropriée au climat, qui tient la fibre musculaire dans un état de rigidité permanente. Que ces bains soient artificiels ou naturels, simples ou composés, ils n'en agissent pas moins de même pour les maladies nerveuses.

Bains de gélatine. De tous les bains composés que la médecine emploie, contre les névralgies, nous n'en connaissons pas de plus essentiellement utiles que ceux de gélatine. Le meilleur moyen de les préparer est de se servir d'une certaine quantité de tripes (viscères de bêtes à cornes), que l'on fait bouillir. Ces bains conservent longtemps leur chaleur, et ramollissent d'une manière particulière les parties soumises à leur action. C'est par ces moyens que plusieurs entéralgies ont été apaisées.

Bains froids. Nous ne reconnaissons l'utilité de ceux-ci que pour les maladies nerveuses qui affectent particulièrement le cerveau ou ses enveloppes. Le froid est en général ennemi des nerfs, comme le disait Hippocrate ; aussi est-il rare

qu'une autre affection nerveuse, que celle de l'encéphale, se trouve bien de l'application du froid.
Il diminue, par son influence, le stimulus de la
chaleur, l'action des vaisseaux, l'énergie des
sensations de l'organe cérébral, et chasse, pour
ainsi dire, les fluides qui se sont portés vers ce
viscère par l'effet de l'incitation. On ne se trouve
jamais mieux du bain froid que lorsqu'on y entre
la tête la première. Nous avons vu guérir un
maniaque et une mélancolique, par le seul usage
de ce moyen. On connaît le bon effet de la glace
sur la tête dans les fièvres ataxiques (malignes).

Il nous fut prescrit en Autriche, pendant la
campagne de 1809, de combattre par les bains
froids les nombreuses affections tétaniques qui
se manifestèrent parmi les blessés ; plusieurs en
obtinrent d'heureux résultats.

Les bains d'eau de mer nous ont souvent
réussi dans l'hypocondrie et l'hystérie ; ils agissent plutôt par le mouvement que l'on s'y donne
et leur vertu réfrigérante, que par le sel qu'ils

contiennent , qui cependant peut augmenter la propriété excitante.

Bains de surprise. On les a recommandés contre quelques vésanies, l'épilepsie, etc., quoiqu'on ait vu des accidens affreux résulter de leur emploi. Faudrait-il, parce qu'un fou se sera guéri en se jetant par la fenêtre, avoir recours à des moyens semblables pour d'autres aliénés?

Bains d'eaux minérales. Les eaux minérales, employées sous forme de bains, n'ont d'autre action que celle des bains ordinaires. Cependant les bains salins, tels que ceux de Balaruc, de Bourbonne-les-Bains, etc., méritent quelque préférence comme plus excitans.

Douches. Les douches, qu'elles soient composées d'eau acidule, ferrugineuse, sulfureuse, etc., n'agissent que par la percussion continuellement renouvelée qu'elles exercent à la surface de la peau, à moins que les substances dissoutes n'augmentent la force de cette percussion. Nous avons l'expérience que les douches d'eau chaude ont dissipé des douleurs articulaires invétérées, des sciatiques, des rhumatismes chroniques, etc. Des paralysies ont cédé à l'usage des douches salines, après avoir résisté aux vésicatoires, aux *moxa*. Nous sommes certain que la douche ascendante, introduite par l'ouverture vaginale, a remédié à des hystéries très anciennes.

Il est des rhumatismes qui ne résistent guère aux douches froides; ce sont les rhumatismes aigus, à cause de la soustraction du calorique qu'ils opèrent promptement, soustraction qui diminue la force de la puissance incitante.

Boues. Les boues conviennent également dans quelques cas de paralysie des membres, et dans les rhumatismes chroniques. Celles de Saint-Amand ont combattu, avec le résultat le plus satisfaisant, une sciatique que rien n'avait pu détruire. Celles de Bagnères-de-Luchon ont mis fin à une hystérie jusqu'alors très opiniâtre.

Les boues ferrugineuses, comme celles de

Saint-Amand, et les sulfureuses, comme celles de Barèges, sont les plus fructueuses dans le traitement des névroses.

Frictions, Massage et Tractions. Si les personnes rhumatisées pouvaient s'imaginer de quelle utilité sont ces moyens dans le traitement de ces affections chroniques, surtout lorsqu'elles sont fixées sur les articulations ; si ces personnes avaient la patience nécessaire pour employer assez long-temps ces agens vraiment puissans, elles auraient rarement besoin d'avoir recours à d'autres procédés. Nous avons vu beaucoup de névralgies articulaires disparaître par des frictions faites seulement avec de la flanelle ou une brosse douce.

Le massage, si usité chez les peuples de l'Orient, est une des armes les plus propres à combattre beaucoup de névralgies. Un médecin a guéri un tétanique, en le faisant *pétrir* vivement au sortir d'un bain de gélatine où il était resté quatre heures. Le massage est encore d'une grande ressource dans les rhumatismes articulaires chroniques. La traction des articulations, dans les rhumatismes, est un moyen inappréciable.

Un général polonais, atteint de paralysie des extrémités inférieures, nous consulta après la bataille de Friedland. Nous reconnûmes que cette affection n'avait pas sa source dans une lésion du cerveau; les articulations étaient roides et presqu'ankylosées; un domestique vigoureux et très attaché à son maître, saisissait matin et soir les articulations du malade avec les mains graissées de moelle de bœuf, les massait et les faisait craquer chaque fois cinq minutes de plus. Cette manœuvre dura près de six mois, au bout desquels le général commença à marcher avec des béquilles, et plus tard sans aucune espèce de secours. Pendant le jour deux espèces d'attelles articulées entretenaient ou plutôt forçaient les articulations des genoux et des pieds à quelques mouvemens d'extension et de flexion.

Flagellations. Cette pratique, si usitée en

Russie, a aussi son mérite. C'est particulièrement dans les paralysies des membres, que ces
moyens sont vraiment curatifs, en réveillant la
sensibilité animale, d'abord de la peau, et par
suite des parties sous-jacentes.

Il est une mélancolie dont il est inutile de faire
connaître la source à tous nos lecteurs, et que
les médecins ont déjà devinée, contre laquelle
la flagellation est d'une utilité reconnue.

L'observation suivante donnera une idée pré-
cise de l'importance de la flagellation dans beaucoup de maux de nerfs, surtout dans les vapeurs hystériques.

Une jeune femme de Berlin éprouvait assez
fréquemment des spasmes violens accompagnés
de perte de connaissance, de soupirs, de gémis-
semens, etc. Logé chez cette dame, nous fûmes appelé pour la secourir. Peu expérimenté encore dans
l'art de bien distinguer les causes et d'apprécier
les véritables moyens dérivatifs de ces affections

du genre nerveux, nous eûmes tout bonnement recours aux potions anti-spasmodiques les plus promptement agissantes, mais sans résultat satisfaisant. Enfin, nous commencions à nous affliger sur le sort de la malade, lorsque son mari arriva ; et s'armant d'un paquet de roseaux, il nous dit en langage tudesque : « Éloignez-vous, laissez-moi faire. » Fustigeant aussitôt la figure, les mains, les pieds de sa pauvre moitié, il la fit revenir en quelques minutes, ce que nous n'avions pu faire depuis près de quatre heures. Beaucoup de dames françaises sont disposées d'avance à blâmer ce procédé ; mais nous leur dirons que la flagellation est un moyen thérapeutique comme un autre, et que ce mari était un chimiste distingué de la capitale de la Prusse.

Ventouses. Les ventouses sèches, qui servent seulement à rubifier la peau ou à exciter les vaisseaux capillaires, sont très utiles pour combattre les rhumatismes musculaires.

Les ventouses scarifiées opèrent des prodiges

dans le *lombago*, les névralgies des hanches, de l'épine. Nous avons constamment employé ces ventouses, avec plus ou moins de réussite, en les appliquant sur l'épigastre pour les *gastral-gies*, et sur le ventre pour les *entéralgies*.

Cautères et sétons. Les cautères conviennent dans beaucoup de maladies nerveuses ; mais il faut les poser loin de l'endroit de la douleur ou de l'organe qui est le siége de la névrose. Nous avons vu guérir, par des cautères établis aux cuisses, des asthmatiques qui ne comptaient guère sur leur rétablissement.

Une céphalalgie très intense a cédé miracu-leusement à l'application d'un cautère au bras gauche : cet exutoire, précédemment établi à la nuque, n'avait rien changé à l'état du malade. Pour les affections dés nerfs, ces moyens doi-vent être préférés aux vésicatoires.

Le cautère est *potentiel*, quand il n'agit que quelque temps après son application. On dit

que le cautère est *actuel*, lorsque son action
est instantanée ; l'action du feu, par exemple,
soit par un métal rougi à blanc, ou tout autre
corps igné.

Quant aux sétons, ils ne sont pas préférables
aux cautères dans le traitement des névroses.

Moxa. Les Japonais et les Chinois, à qui nous
devons ce puissant moyen de guérison de beaucoup de névralgies, le préparaient avec des
feuilles d'armoises réduites à une espèce de duvet. On a perfectionné le *moxa :* que n'a-t-on
pas perfectionné ?

Sans énumérer les différentes substances employées, abandonnées et reprises, nous dirons
que le *moxa* est héroïque dans les maladies articulaires compliquées de névralgie.

Un officier de la garde royale, jeune homme
d'une constitution robuste, reçoit plusieurs coups
de pied de cheval sur le genou droit. Peu de

temps après la dernière percussion, douleurs sourdes dans l'articulation, augmentant bientôt d'intensité. Le malade marche avec peine ; une année se passe dans cet état de choses qui semble en stagnation. Au bout de ce temps, une chute sur ce genou renouvelle et rend les douleurs plus vives. Le blessé en éprouve une qu'il dit s'étendre dans toute la longueur du membre.

Le médecin traitant reconnaît plus positivement un gonflement énorme de l'articulation, qui n'avait point encore fixé son attention. Des sangsues, des onguens, etc., sont les moyens préférés. Les mouvemens deviennent si difficiles et les douleurs si fortes, que ce malheureux officier est contraint de garder le lit.

Un autre médecin est appelé : il examine attentivement la partie affectée, qui lui offre un engorgement considérable dans tout le pourtour de l'articulation, et des douleurs atroces, même pendant le repos le plus absolu.

Le *moxa* est proposé sur-le-champ, et, sans

désemparer, une pyramide de coton est brûlée sur le genou même. La névralgie disparaît aussitôt. Tous les jours nouveau *moxa*. Le malade en a eu jusqu'à trente-six. Au deuxième, il allait de son lit à la salle à manger. Il est bien aujourd'hui ; mais le *moxa* n'ayant pu faire disparaître le gonflement osseux, le malade boite, toutefois sans douleur et sans béquilles.

Ce fait, et mille autres que nous pourrions citer, doivent suffire pour constater l'efficacité du *moxa* dans les névralgies articulaires, et, qu'avec moins de science, plus de jugement; et point de système exclusif, on guérit souvent, quoi qu'en disent quelques novateurs dangereux.

Electricité. Nous voilà arrivé à la pratique la plus salutaire dans le traitement des névroses. Les espèces de tic, les crampes, les tétanos, les différens tremblemens, la danse de Saint-Guy, l'asthme, les paralysies, la goutte sereine, la surdité, le mutisme, etc., trouvent, dans l'électricité, un moyen aussi prompt que certain ; mais il ne faut y avoir recours, dans les rhumatismes aigus surtout, que lorsque la fièvre a cessé. On isole alors le malade, et on le met en communication avec le conducteur de la machine électrique par la partie affectée de rhumatisme, puis on présente une pointe au côté opposé de cette partie. Par ce moyen on oblige la masse du fluide électrique à la traverser. Cette méthode convient lorsque les personnes sont faibles ; si elles sont fortes, il faut préférer le bain électrique, les étincelles, les commotions, dont on augmente progressivement l'énergie.

Nous avons vu guérir une *odontalgie*, en tirant le fluide électrique de la dent malade, au moyen d'une pointe ; et le vertige, en frappant de commotions alternatives les deux tempes et le sommet de la tête. Nous reviendrons au bienfait du fluide électrique, dans les maladies nerveuses, lorsqu'il sera question de l'épilepsie.

Magnétisme animal. Le magnétisme animal

devait naturellement trouver ici sa place; car ce n'est que dans le traitement de quelques névroses que cet agent est certainement avantageux. On ne peut pas plus nier ses effets, qu'il n'est permis de mettre en doute l'existence du galvanisme. Le magnétisme animal n'est autre chose que la faculté de réduire un phénomène électrique qui se développe, dans l'économie animale, par l'action exclusive des nerfs.

Ce phénomène a plus ou moins lieu dans chaque individu. Les tempéramens nerveux y sont plus particulièrement exposés. On doit donc pouvoir (et l'expérience l'a démontré) diminuer son exubérance, comme on rend moins abondans, par les moyens connus, la bile, le sang, la lymphe, etc.

Mais pourquoi faut-il tant agir sur l'imagination pour magnétiser avec succès? Nous répondrons : Quel est le malade qui n'exige pas que son médecin lui inspire de la confiance? Quel est celui qui se décidera à prendre un médicament pour lequel il aura conçu de l'aversion ? Eh! bien, si le magnétisme animal a un plus grand besoin d'être secondé par la foi de la personne qui réclame ses secours, c'est que le trouble de l'imagination est un des principaux symptômes des affections produites par la surabondance du fluide nerveux. Ainsi le magnétisme animal agit aussi efficacement dans le traitement de certaines maladies nerveuses, que la saignée dans celui des inflammations aiguës, l'émétique dans les embarras gastriques, les toniques dans les affections lymphatiques, etc.

Mais, nous dira-t-on encore, on peut abuser du magnétisme animal, et cet abus deviendrait plus funestement contraire aux mœurs. De quoi ne peut-on pas abuser? La superstition nous fera-t-elle renoncer à la religion? le philosophisme à la philosophie? le physiologisme à la physiologie? Persuadons-nous bien qu'il n'existe pas de panacée universelle; mais ne repoussons aucun moyen de soulager nos semblables, surtout lorsque des faits, tels que le suivant, attestent que rien n'est à dédaigner en médecine.

Une dame de beaucoup d'esprit, regrettant trop amèrement d'autres avantages, est tout-à-coup frappée de *monomanie*. Elle passe deux années à consulter un nombre considérable de médecins, et à suivre leurs conseils. N'en obtenant aucun soulagement, elle a recours au magnétisme animal. Il lui est administré par un monsieur avec lequel elle n'est nullement en rapport; aussi n'en éprouve-t-elle que peu ou point de bien. Une dame pleine de douceur, de charité, de volonté, autant que d'autres qualités dignes d'une destinée plus heureuse, est proposée à la malade pour en recevoir l'influence magnétique. Aussitôt il s'établit, entre ces deux êtres également intéressans, une sympathie tellement étroite, qu'à la première séance la malade se trouva calmée au point de ne pouvoir plus se séparer de sa bienfaitrice; mais celle-ci ayant été trop fatiguée, il lui fut recommandé de renoncer à la pratique du magnétisme.

Cette décision fut annoncée à la malade, qui en fut sensiblement affectée. Elle continua à faire de fréquentes visites à celle auprès de laquelle elle trouvait encore un baume à ses souffrances. Sympathie, antipathie, dira-t-on : soit, mais niera-t-on l'évidence? Encore une fois, que le magnétisme animal agisse mécaniquement ou moralement, il n'en est pas moins prouvé, pour nous (et rien ne changera notre opinion à cet égard), que cet agent fait circuler ou sortir le fluide nerveux. Nous citerions d'autres observations plus concluantes que celle-ci, si nous ne nous étions imposé le devoir d'être concis.

Phlébotomie. La phlébotomie est sans doute l'anti-spasmodique par excellence chez les sujets nervoso-sanguins. Certaines névralgies symptômatiques cèdent également à cette opération. Par exemple, les convulsions qui dépendent d'une irritation cérébrale, les spasmes qui accompagnent quelquefois les fièvres d'accès malignes, etc.

Acupuncture. On aurait tort d'abandonner cette opération, si salutaire dans beaucoup de névroses. Il est rare que la paralysie d'un mem-

bre, la sciatique, le torticolis, le lombago, etc.,
ne soient pas toujours soulagés, et souvent guéris, par l'effet de cette piqûre. Nous avons remarqué que l'aiguille aimantée réussit à merveille dans le rhumatisme aigu : serait-ce en sou-
tirant une partie du fer qui existe dans le sang
en assez grande quantité ? Nous serions tenté de
le croire ; car plus nous avons de fer dans ce
liquide, plus nous sommes forts et vigoureux :
cela est assez prouvé par l'action des martiaux
sur l'économie animale.

Trépanation. Nous sommes convaincu, plus
que jamais, que par l'application du trépan, on
peut faire cesser une grande partie des névroses
cérébrales. Mais, nous dira-t-on, le lieu d'élection est le plus souvent obscur pour l'application
de cet instrument. Nous répondrons que l'expérience seule peut nous apprendre à bien distinguer les signes qui indiquent le siége d'un épanchement ou la présence d'un corps étranger dans
le cerveau.

Des discussions se sont élevées, dans ces derniers temps , sur la paralysie de tout un côté du corps qui accompagne souvent un épanchement dans le crâne ; quelques médecins prétendent que ce symptôme n'existe pas toujours du côté opposé à l'épanchement. Nous voulons bien supposer qu'il en soit quelquefois ainsi ; mais parce qu'un enfant sera venu au monde avec deux ou quatre dents, devra-t-on en conclure que la dentition n'a pas des époques déterminées?

Nous ne balançons pas à nous prononcer en faveur de la trépanation pratiquée sur la partie du crâne opposée à celle du corps où la paralysie s'est manifestée. Si l'on ne rencontrait pas le liquide épanché , quel mal y aurait-il à poser une couronne de trépan sur un autre point? et si la paralysie n'existe pas , nous dirons qu'il faut appliquer le trépan sur l'endroit même du crâne qui a été frappé , parce qu'il est assez probable que l'épanchement se sera établi du côté percuté. N'existe-t-il pas , d'ailleurs , d'autres signes pour indiquer le lieu de l'épanchement , tels que l'habitude de se coucher sur un côté de la tête plutôt que sur un autre ; de porter la main, de préférence, sur une partie du crâne ; enfin, les indices de la fracture, comme la douleur, l'empâtement de la peau, etc. ?... C'est aussi dans beaucoup d'affections mentales que nous voudrions voir les médecins recourir à la trépanation.

Une femme âgée de trente-trois ans, atteinte de manie furieuse, avait des momens lucides de longue durée. Elle profite d'un de ces relâches pour parcourir un livre de chirurgie, qui lui apprend que le trépan tend à débarrasser le cerveau des corps qui le compriment et gênent ses fonctions. Aussitôt elle s'imagine que cette opération peut lui être utile. Elle se présente à nous, et nous demande, avec instance, de lui faire l'application du trépan. « Calmez-vous, plus tard nous examinerons si la trépanation peut vous convenir ; telle fut notre réponse. »

La malade n'est point satisfaite. Rentrée chez elle, elle se perfore le côté droit du crâne avec un vilebrequin ; après cette opération elle tombe sans connaissance , et sa chute avertit ses parens qui accourent réclamer notre secours. Nous arrivons à l'instant ; la malheureuse était encore sans connaissance et blottie sur elle-même. Un léger écoulement séreux et sanguinolent avait lieu par l'ouverture que cette femme s'était faite. Nous appliquons une couronne de trépan qui laisse sortir une quantité considérable de ce liquide. La malade sort de son anéantissement, et nous accuse de l'avoir mise dans l'état où elle est. Tous les soins lui sont prodigués , et , au bout de deux mois, elle est rétablie des suites de l'opération et de la maladie qu'elle éprouvait. Elle ne parle de son ancien état, que comme d'une chute pour laquelle on l'a trépanée.

Un idiot, qu'on avait forcé de servir dans un régiment, reçut, à la bataille de Wagram, un éclat d'obus qui lui enleva une portion de l'os pariétal gauche : cette portion osseuse, qui tenait encore un peu par des parties de peau, fut détachée et recueillie avec beaucoup de soin.

Nous trouvâmes, à sa face interne, une tubérosité de forme olivaire, que nous conservâmes. Le blessé éprouva plusieurs accidens annonçant la commotion cérébrale. Ses facultés se rétablirent insensiblement, son corps prit de la force et de l'accroissement. Ce militaire fit les campagnes suivantes, devint sous-officier et officier; il est aujourd'hui receveur des contributions directes dans une ville du midi, où il se fait remarquer par son exactitude et son intelligence.

Nous ne craignons pas de le répéter, la trépanation diminuerait de beaucoup le nombre des malheureux qui encombrent les maisons d'aliénés, malgré les soins bien dirigés de nos habiles médecins, MM. Pariset, Esquirol, etc.

Les habitans de quelques-unes de nos cités seraient moins exposés à voir circuler dans les rues les insensés qui y excitent la pitié et l'effroi. Il est incontestable, que les maisons propres à recevoir les aliénés, ne sont pas suffisantes en France.

Section complète des Nerfs. Galien, Nuck,

Maréchal, Louis, Sabatier, Pouteau, Guérin, Valsalva, Marc-Antoine, Petit, etc., ont pratiqué, avec plus ou moins de succès, cette opération dans le traitement de quelques névralgies.

Un grenadier russe est frappé d'un coup de crosse de fusil au-dessus de l'orbite du côté droit. Les marques de la contusion furent bien vite effacées par le seul moyen des applications d'eau froide; mais une quinzaine de jours après, au moment où le blessé se croyait guéri, la partie contuse devient sensible, la vue s'affaiblit dans l'œil droit, bientôt elle est nulle. Le soldat nous déclare qu'il est prêt à tout supporter pour guérir. Nous pratiquâmes sur-le-champ une incision sur l'endroit même où la contusion avait eu lieu; nous fîmes suppurer la plaie pendant près de vingt jours, et le malade recouvra insensiblement la vue.

Un officier danois, atteint de tétanos à la suite d'une plaie d'arme à feu, avec déchire-

ment de toutes les parties charnues et fracture
des os de la jambe droite, allait succomber iné-
vitablement à ces accidens. L'amputation de la
cuisse fut faite, et cet officier guérit parfaitement.

Une demoiselle, auteur d'un roman où res-
pire la plus vive sensibilité, éprouvait depuis
dix-huit mois un tic douloureux de la face, lequel avait épuisé les forces de la malade, altéré
ses facultés morales, et résisté à toutes les tentatives.

Nous parlâmes à cette demoiselle de la section du nerf sous-orbitaire, auquel nous attri-
buions la cause de ses longues souffrances : elle
s'y soumit sans balancer. Ce rameau fut complètement incisé à sa sortie du trou du même nom,
et elle marcha de jour en jour vers une guérison
qui ne se fit attendre que deux mois.

E. *Traitement moral.*

Ici les secours religieux, proprement dits,

sont les grands ressorts que la Providence a mis à la disposition des ministres de la religion, pour calmer le désordre moral dans lequel sont tombés plusieurs individus, surtout depuis quelques années. Nous ne balançons pas à le déclarer, le jour où le sacerdoce et la médecine se donneront franchement la main, nous verrons les plus redoutables de nos maux fuir à jamais de notre pays ; nous verrons les maladies de l'esprit disparaître devant cet accord , comme les affections physiques s'effacent par l'effet des saignées et autres moyens sagement administrés.

Est-ce par des substances ingérées ou appliquées à l'extérieur ? est-ce par des opérations, qu'on peut espérer de combattre l'hypocondrie, la mélancolie, la monomanie, la démonomanie, etc., qui dépendent d'erreurs, d'inconduite, d'abandon de la vertu, de revers de fortune, d'ambition, etc.? Non, le traitement moral est, ici, seul capable de triompher. Et qui, mieux qu'un ministre de la religion, mais un ministre bien pénétré de ses saints devoirs, zélé et éclairé, sage, prudent, adroit, peut employer, avec succès, les consolations, les encouragemens, les conversations rassurantes? Qui, mieux que lui, peut nous faire entrevoir la véritable félicité? Qui, mieux qu'un ministre de l'Évangile, peut inspirer la crainte de Dieu et démontrer sa miséricorde infinie; calmer la terreur que fait naître l'oubli des devoirs envers l'Auteur du monde?

Un médecin portugais rendit la santé à un démonomaniaque, en introduisant dans sa chambre, pendant la nuit, un individu sous la forme d'un ange, qui annonça au malade que Dieu lui avait pardonné. Nous avons rendu le calme à un malade semblable, en nous entendant avec son confesseur. Qui, mieux qu'un bon prêtre, enfin, peut donner aux esprits bourrelés de remords, l'opinion que le Ciel se déclarera en leur faveur, doubler leur espérance, raffermir leur cœur, et guérir des affections que la médecine pharmaceutique attaquera toujours en vain?

Lorsqu'un gouvernement n'a pu, par un bon

système d'éducation et par des lois basées sur l'hygiène publique, prévenir les crimes, autres maladies sociales, effets des passions, il doit sans doute s'occuper de les punir, afin d'en diminuer le nombre.

Une législation criminelle, bien conçue, est donc le dernier moyen qui lui reste ; car, comme le dit Montesquieu : « Ce n'est point le peuple naissant qui dégénère ; il ne se perd que lorsque les hommes faits sont déjà corrompus. »

On ne doit donc pas être étonné de nous voir aborder une question comme celle-ci : les bonnes lois et leur action. Nous les considérons comme des moyens extrêmes d'arriver au but que nous nous sommes proposé, l'extinction des maladies sociales (les névroses), si on peut s'exprimer ainsi ; car elles seules conduisent aux délires les plus affreux, tels que le suicide, le parricide, le régicide. Ce sont elles qui ont fait passer sous nos yeux les atrocités des Léger, des Papavoine, des Cornier, etc., que les siècles les plus barbares avaient à peine connus.

Les lois, faites d'après les caractères des peuples, et basées sur celles de l'Église, sont donc des moyens de modifier les mœurs, et, par conséquent, de rendre moins fréquentes les maladies qui nous occupent, et les crimes inouïs qui en sont si souvent les suites.

Pour ne pas nous exposer au reproche d'avoir parcouru trop longuement un sujet qu'il ne nous appartient pas de traiter d'une manière particulière, qu'il nous suffise d'exprimer nos désirs sur les lois qui seraient les plus propres à extirper le suicide, le duel, etc.

1º Punir sévèrement les auteurs d'ouvrages qui vantent les avantages de la mort volontaire, autres que ceux qui résultent du sacrifice de la vie pour son Dieu, son roi, son pays ou son prochain.

2º Défendre positivement de jouer, sur les théâtres, des pièces où sont représentées les infirmités auxquelles l'homme est sujet, comme celles qui font naître ou entretiennent certaines passions.

3° S'opposer à l'annonce (dans les feuilles publiques) des suicides, des meurtres, surtout des circonstances qui les ont précédés ou suivis. « Ces récits fréquens, dit M. Esquirol, familiarisent avec l'idée de la mort, avec le crime, éveillent certaines passions, remuent les sens, et font regarder avec indifférence la mort volontaire. » Les exemples fournis tous les jours à l'imitation sont contagieux et funestes, et tel individu poursuivi par les revers ou par quelque chagrin, ne se serait pas tué s'il n'eût lu dans son journal l'histoire du suicide d'un ami, d'une connaissance. La liberté d'écrire ne saurait prévaloir contre les vrais intérêts de l'humanité.

« Je finirai comme lui, » nous disait un monomaniaque confié à nos soins, en lisant, dans une gazette, les détails de la mort que s'était donnée un anglais affecté de *spleen*, et, quelques jours après, ce malheureux imitateur n'était plus.

Une très respectable mère de famille apprend, en lisant une feuille publique, que son fils aîné, officier dans un régiment, a été tué en duel : elle tombe aussitôt dans un délire qui ne tarde pas à la priver de la vie. Une annonce moins brusque n'eût point amené une semblable fin.

« Quelques individus, dit M. Laplace, dans son ouvrage sur les Probabilités, tiennent de leur organisation ou de pernicieux exemples, des penchans funestes qu'excite vivement le récit d'une action criminelle devenue l'objet de l'attention publique. Sous ce rapport, la publicité des crimes n'est pas sans danger. »

4° Ordonner que les corps des suicides les plus mutilés fussent exposés aux regards du public, et ensuite livrés aux amphithéâtres de dissection, comme cela a lieu en Saxe depuis peu de temps. Il faudrait toutefois empêcher que les femmes enceintes et les nourrices ne pussent approcher des lieux où ces corps seraient déposés.

5° Ne serait-il pas temps que la France, si

elle veut rester à la tête de la civilisation, s'oc-
cupât sérieusement d'atteindre les parens qui
abandonnent leur fruit?

« Quoi qu'on fasse, nous dira-t-on, vous aurez toujours des enfans délaissés, et si vous
voulez vous opposer à cet abandonnement, vous
multiplierez les crimes d'infanticide. » Sans blâmer l'une des institutions qui honorent le plus
le cœur humain, sans prétendre mettre un frein
à la pitié, qui, jusqu'ici, a recueilli ces êtres si
inhumainement repoussés, nous répondrons que
ce délaissement est lui-même l'attentat que nous
voulons éviter, et qu'il est possible de diminuer au moins le nombre d'enfans trouvés, dont
l'accroissement progressif est vraiment effrayant
sous tous les rapports.

L'avortement, l'exposition de part et l'infanticide, sont, suivant notre manière de voir,
trois monstres qui n'en font qu'un, et que les
lois doivent punir avec une égale rigueur. Faut-il
que ce soit chez des Barbares que nous rencon-

trions un concile (celui de Constantinople en 692) qui assimile l'avortement à l'homicide? *Homo est, qui futurus est*, dit saint-Augustin ; cet axiome est clair et doit être décisif. En effet, l'infanticide, proprement dit, n'entraîne pas de conséquences plus funestes pour la société , que l'avortement ; il peut se faire même que les intérêts de celle-ci soient moins compromis dans le premier que dans le second de ces forfaits dont l'atrocité, nous le répétons, ne diffère en rien.

Ainsi, sans avoir recours au bûcher, à la submersion, à l'empâlement, au hart ou au glaive, on peut trouver des moyens capables d'empêcher la célation de grossesse.

Poursuivre, par exemple, avec persévérance, les séducteurs, dont les excès seraient moins à déplorer, s'ils étaient contraints de subvenir aux besoins de leurs victimes.

Recevoir, dans des établissemens de maternité (en observant discrétion et décence), les filles enceintes qui viendraient elles-mêmes annoncer leur défaite et leur honte.

Sévir, avec rigueur, contre les parens et les maîtres qui maltraiteraient ces malheureuses, négligeraient de prévenir un accouchement secret, ou ne communiqueraient pas leurs soupçons à l'autorité.

Enfin, se montrer moins indifférent sur les remèdes abortifs, et plus redoutable aux personnes qui les administrent ou les conseillent.

« Quant aux peines, c'est un grand mal parmi nous, dit Montesquieu, de faire subir la même peine à celui qui vole sur un grand chemin, et à celui qui vole et assassine. Il est visible que, pour la sûreté publique, il faudrait mettre quelque différence dans la peine. A la Chine, les voleurs sont coupés en morceaux; les autres non : cette différence fait que l'on y vole, mais que l'on n'y assassine pas. »

Autrefois les peines étaient plus fortes : on pendait pour le vol, et l'on comptait un voleur sur mille qu'il y a à présent; et le nombre va en croissant dans la progression la plus effrayante. Lorsque la société *tuait* un homme dans ce temps-là, elle le faisait d'après un droit *divin;* Dieu était la source de toute justice. Maintenant qu'on a rejeté Dieu de la société, on recule contre la peine de mort, et l'on a raison; car un homme, *comme homme,* n'a et ne peut avoir aucun droit sur la vie d'un autre. De là ce peuple de voleurs et d'assassins qui se multiplie au milieu d'un autre peuple, et qui l'envahit de toutes parts. Nous défions qu'on s'en tire, si l'on ne revient à la peine de mort, et par conséquent à Dieu. Le législateur, qui fait des lois sous son inspiration, peut appliquer consciencieusement la peine de mort à tout délit que cette peine lui semblera propre à réprimer; c'est même son devoir. Hors de Dieu, notre législation athée sera toujours funeste à la société, sous ce rapport.

Que signifie la loi qui vient de paraître sur le duel? Quel est son but moral?... Encore une fois, si vous ne condamnez le duel au nom de

Dieu, vous n'avez aucun droit de vous y opposer, pas plus qu'au suicide. On peut prouver cela sans réplique. Enfin, si vous ne voulez pas considérer Dieu comme la source de toute justice, rappelez-vous que la mort prompte, surtout, est ce que le Français craint le moins. Ce qu'il ne supporte pas, c'est le remords, la douleur et l'exil. Transportez donc les duellistes dans les colonies ; faites-les traîner sur la claie, comme sous le règne d'un roi qui se connaissait en véritable honneur. Obligez-les à passer vingt-quatre heures, ou plus, avec leurs victimes ; privez-les pour jamais des emplois auxquels ils pouvaient prétendre ; vous ne verrez bientôt plus couler le sang français que dans les combats légitimes. Ce préjugé barbare, cette action par laquelle on arrache froidement la vie à son semblable, sera détruit pour toujours. Mais encore attachez-vous à rendre le peuple vertueux, et il vous faudra rarement recourir aux peines, toujours si difficiles à appliquer.

Au moment où nous sommes occupé à transcrire le paragraphe ci-dessus de cet opuscule, pour le livrer à l'impression, on vient nous engager à nous rendre chez un père de famille qu'on nous annonce être en danger de perdre la raison. Nous croyons devoir suspendre un instant le cours naturel de notre travail, pour faire connaître la cause à laquelle nous n'avons pu nous dispenser d'attribuer l'état vraiment alarmant du malade.

Cet homme, connu par son zèle pour la religion, venait de lire le dernier ouvrage de *l'abbé Martial Marcet de la Roche Arnaud* (multiplicité de noms, dans laquelle on trouve *abdallah, mécréant, traître, mouchard*), lorsqu'il est tout-à-coup saisi d'un emportement violent suivi d'égarement de l'esprit. Cette nouvelle victime des tristes et affligeans effets des lectures de mauvais livres, s'exhale en propos, en menaces, contre celui qu'il nomme « lâche apostat. »

Nous administrons les premiers secours, tels que fréquentes et larges saignées du pied, bains généraux , applications réfrigérantes sur la tête, et demandons une consultation.

Un médecin distingué de Paris est appelé. Après avoir conseillé de continuer les mêmes moyens, ce docteur déclare aux parens qu'il prévoit la démence. En effet, rien ne peut apaiser le malade ; la fureur est épouvantable, le délire est presque perpétuel ; nous avons même craint un moment que la mort ne terminât promptement l'existence de ce malheureux.

Aidé toujours des lumières de notre confrère, nous persistons dans le traitement débilitant, et parvenons enfin à obtenir une journée de calme, de laquelle nous profitons pour faire venir auprès du malade un de ces prêtres qui apportent avec eux ce calme que donne la religion , ce baume si salutaire , et qu'ils savent si bien faire pénétrer dans notre âme.

Ce vénérable ecclésiastique parvient à faire croire au malade que l'auteur qu'il accable de son indignation et de sa colère est aliéné; qu'il faut avoir pitié de lui, et adresser de ferventes prières au ciel pour sa guérison. Le père de famille dont nous venons de tracer la courte, mais cruelle histoire, ne se ressent plus que d'un peu de faiblesse, et prie sans cesse pour l'auteur de la plus horrible production qui ait souillé les marches du sanctuaire.

Nous recevons, à l'instant même, des nouvelles du malade, qui paraît être entièrement débarrassé du ·désordre intellectuel qu'il éprouvait, et que ni lui, ni aucun des siens n'avait jamais offert. Il est néanmoins convenablement surveillé, et on ne lui permet aucune lecture capable de renouveler son exaltation.

Nous pourrions, sans trop d'efforts, citer d'autres faits à l'appui de notre opinion sur le danger des mauvais livres.

Ce ne sont là, toutefois, que des maux partiels. La perte d'un homme de bien est peu sensible dans un royaume ; sa famille seule en sent tout le prix. Mais si l'on s'arrête aux coups mortels que préparent à la société des productions telles que celle de l'abbé *Martial*, si la croyance religieuse s'altère dans le peuple, à quels horribles événemens ne doit-on pas s'attendre? Des considérations plus fortes que la crainte des supplices retiennent les hommes dans l'observation des lois et des devoirs qui leur sont imposés. Laissez ces considérations s'affaiblir, et vous verrez.

Marcet, ministre d'un Dieu pauvre, ministre de la Croix, ministre d'un Dieu de paix, contemplez d'avance votre ouvrage; voyez le mal que vous, surtout, pouvez faire à votre pays, et soyez seul comptable des orages que vous seul aurez soulevés! Mais tremblez à votre tour, *Martial, car une révolution est comme un spectacle : tous les acteurs, quelque rôle qu'ils aient joué, sont égaux, au mérite près.*

F. *Terminaison des Névroses.*

Il est sans doute des névroses qui sont incu-

rables, et ce sont particulièrement celles auxquelles nous avons donné le nom de congéniales,
parce qu'étant toujours dues à une cause incon-
nue, on ne peut espérer de faire cesser l'action
de celle-ci.

Il en est de même des affections nerveuses qui
tiennent à des lésions organiques de l'encéphale,
ou d'une branche du système nerveux, ce qui
est plus rare ; mais toutes ces névroses sont susceptibles de durer un temps infini, et de ne point
se terminer d'une manière fâcheuse.

Plusieurs névroses peuvent néanmoins causer
promptement la mort; ce sont celles qui se compliquent tout-à-coup avec d'autres maladies dangereuses, telles qu'une inflammation intense, une
fièvre de mauvais caractère, une goutte vague
et violente, etc.

Il paraît qu'en général les autres affections,
des nerfs tendent presque toujours à la guérison,
parce qu'on peut faire cesser les causes qui les

ont produites; ainsi les névroses sympathiques et symptômatiques peuvent se terminer favorablement par un traitement bien ordonné, et même spontanément, ou par une crise, comme une éruption à la peau, un abcès, une hémorragie, etc. Il existe enfin des névroses qui, sans amener l'extinction de la vie, font perdre l'usage d'un ou de plusieurs membres, d'une ou de plusieurs fonctions; parmi celles-ci, la plus grave est l'*amaurose* ou goutte sereine, que plusieurs praticiens considèrent comme tout-à-fait au-dessus des ressources de l'art. Nous en avons cependant vu guérir par les purgatifs violens. Enfin les névroses, la folie même, se terminent, comme les autres maladies, par induration ou par suppuration, par la mort, ou par une guérison plus ou moins solide.

G. *Résultat des Nécropsies* (1).

Nous avons vu qu'on meurt de névrose, par

(1) Nous préférons ce mot à celui d'autopsie; il exprime plus positivement l'action de celui qui fouille la mort.

complication d'inflammation ou de toute autre maladie grave. Voici, en peu de mots, ce que l'inspection cadavérique a laissé apercevoir dans ce cas.

Les parties où siége la maladie sont phlogosées et tuméfiées ; les os du crâne sont souvent épaissis ou amincis ; on remarque quelquefois des enfoncemens à sa surface extérieure, et des tubérosités à sa surface interne. Les éminences du crâne sont parfois effacées ; d'autres fois elles affectent une direction contre nature. Les membranes du cerveau sont adhérentes aux os ou à cet organe ; d'autres fois elles sont injectées et ont perdu de leur transparence. Le cerveau est tantôt considérable et ramolli ; d'autres fois il est petit et ferme.

Tantôt ce sont des épanchemens séreux, sanguinolens ou purulens dans les ventricules ; tantôt c'est à la base du crâne, d'autres fois entre les membranes elles-mêmes ; tantôt tout le système vasculaire cérébral est considérablement injecté ;

d'autres fois il est infiniment réduit et même ossifié; tantôt on remarque des excroissances charnues à la faux du cerveau; d'autres fois des granulations dans le ventricule du cervelet.

Tantôt les plexus choroïdes présentent un grand nombre de tumeurs enkystées; d'autres fois des hydatides viscérales.

Tantôt les couches des nerfs optiques sont très volumineuses; d'autres fois elles sont à peine perceptibles et desséchées; tantôt le canal rachidien est aussi envahi par beaucoup de sérosité; d'autres fois il est singulièrement rétréci et laisse à peine entrevoir la moelle qu'il contient; tantôt la glande pinéale est presqu'invisible; d'autres fois elle est grosse et pierreuse; enfin on trouve des lésions de différente nature, suivant le lieu où siégeait la névrose. Ainsi, tantôt c'est une tuméfaction d'un nerf; d'autres fois c'est un engorgement œdémateux, une dilatation variqueuse des vaisseaux; d'autres fois le nerf est en suppuration, atteint de gangrène, infiltré, ou présentant des altérations organiques , telles que des ganglions très gros , qui , situés sur un ou plusieurs nerfs , peuvent causer des névroses très graves. Cette circonstance est difficile à rencontrer ; car dans le grand nombre de nécropsies que nous avons pratiquées dans les hôpitaux ou dans des maisons particulières, nous n'avons eu occasion de l'observer qu'une seule fois.

Nous avons surtout remarqué , à la suite des plaies d'armes à feu , des déchiremens, des ruptures de branches ou de rameaux nerveux, avec augmentation ou diminution de volume des troncs principaux.

Nous aurions pu nous étendre davantage sur les nécropsies faites à la suite des morts occasionnées par des affections du système nerveux ; mais nous nous réservons pour la dernière partie de cet essai , qui traite spécialement d'une névrose dont les suites sont plus souvent mortelles.

TROISIÈME PARTIE.

DE L'ÉPILEPSIE EN PARTICULIER.

UNE maladie, dès l'invasion de laquelle celui qui en est atteint pousse un cri, tombe, perd la connaissance et la sensibilité ; pendant laquelle il écume, fait craquer les dents, contourne les membres, et après laquelle il paraît être dans l'idiotisme le plus complet, offrant aux personnes qui l'entourent des contusions, des déchiremens, des fractures, et souvent des hémorragies abondantes : voilà, en peu de mots, comment on a défini l'épilepsie, maladie (plutôt infernale que sacrée) que le législateur devrait se hâter de soustraire aux regards du public, lorsque la médecine est assez malheureuse pour ne pas la guérir promptement.

Il nous serait très facile de tracer un tableau plus fidèle, et surtout plus hideux, de cette névrose ; mais ce serait tomber dans les inconvéniens que nous reprochons à notre législation, avec d'autant plus de force, que nous sommes moralement certain que cette maladie nerveuse est souvent curable.

C'est en 1806 que nous est venue l'idée de nous occuper sérieusement du traitement de l'épilepsie. Nous nous trouvions alors en Prusse, logé chez un médecin de ce pays, qui jouissait d'une grande réputation pour la cure de cette maladie. Ce docteur combattait en effet l'épilepsie sympathique avec un succès étonnant. Il employait l'eau distillée de laurier-cerise, la poudre de racine d'armoise, et le prussiate de fer (bleu de Prusse). Un régime convenable était prescrit pour seconder l'effet de ces substances.

Nous avons attendu d'être entièrement livré à nous-même, et débarrassé des occupations sans nombre que suscite le service de santé militaire, pour réunir nos observations anciennes et nouvelles, et les livrer au public. Ce qui nous a principalement décidé à poursuivre nos recherches sur l'épilepsie, c'est le fait suivant.

Une dame octogénaire, à laquelle nous donnions nos soins, en 1814, avait un petit chien devenu l'objet de ses plus tendres affections ; mais il était épileptique. La bonne dame n'avait rien négligé pour guérir le cher compagnon de sa vieillesse. Il avala un jour un noyau de laurier-cerise dans le jardin de sa maîtresse, et depuis, il n'a éprouvé aucune de ces convulsions qui, auparavant, se reproduisaient tous les jours.

Il est inutile de présenter ici l'exposé de tout ce qui a rapport à la nature, à la marche et aux symptômes de l'épilepsie. Le profond et bien vénérable baron Portal, a satisfait tous les médecins sur ces points divers, et cette maladie étant du nombre de celles qui frappent le système nerveux, il a été question, dans la deuxième partie de ce livre, de tout ce qui tend à éclairer le diagnostic des névroses, que nous nommerons encore les maladies de la civilisation, où plutôt de ses excès, dussions-nous déplaire à plus d'un novateur. Ensuite, comme il faut adopter autant d'épilepsies qu'elles reconnaissent de causes déterminantes (car les causes éloignées ou prédisposantes sont celles qui sont également propres à toutes les maladies nerveuses ; et que nous avons énumérées ailleurs), nous leur donnerons, autant que possible, des noms tirés de ces causes ou des parties sur lesquelles ces maladies se seront fixées, et nous passerons immédiatement au traitement le plus approprié à chacune d'elles, en citant une ou plusieurs observations à l'appui.

On a prétendu, jusqu'à ce jour, que l'épilepsie avait constamment son siége dans le cerveau; il n'en est pas ainsi : point d'attaque complète d'épilepsie, il est vrai, sans trouble cérébral plus ou moins considérable ; ce désordre, sans contredit, est le *sine quâ non* de la maladie, surtout d'après le nom qu'on lui a assigné. Mais l'épilepsie peut débuter dans un autre organe ; la preuve, c'est que si vous arrêtez à temps cette vapeur (*aura epileptica*) qui part souvent d'un point éloigné de l'encéphale, l'accès épileptique n'aura pas lieu complètement, c'est-à-dire, que le cerveau ne sera point atteint.

Tous les organes reçoivent des nerfs; or l'épilepsie se déclare soudain dans l'un comme dans l'autre de ces organes, suivant les causes agissantes. L'épilepsie a donc son siége primitif dans le système nerveux.

Il est sans doute des épilepsies dont le siége immédiat est dans le cerveau, puisque ce viscère est l'origine de tous les nerfs, quoi qu'en aient dit Bichat, Legallois, etc.... Ces épilepsies sont les plus funestes et les plus difficiles à guérir; car la scène se passant primitivement, et presque toujours entièrement, dans un organe si essentiel à la vie et à l'exercice de nos facultés intellectuelles, la perte de ces facultés, ou la mort de l'individu, en sont presque toujours les suites.

Il est bien d'autres maladies qui donnent lieu

à des symptômes aussi effrayans que ceux que nous offrent les épileptiques. Par exemple, toutes les affections graves du poumon, du cœur, de l'estomac, du foie, etc., sont souvent et promptement suivies de délire, d'assoupissement, ou de soubresauts des tendons. Dira-t-on, pour cela, que ces affections n'avaient pas eu lieu d'abord dans les organes que nous venons de nommer?

D'après ces questions, il serait impossible, ce nous semble, de ne point admettre autant d'épilepsies qu'il existe d'organes susceptibles d'être affectés par ces maladies, ou de causes capables de les produire. Ces causes et ces organes étant différens, les traitemens doivent l'être aussi, et nous osons soutenir qu'on aurait guéri un plus grand nombre d'épilepsies, si on se fût plus attaché aux causes qui peuvent leur donner naissance.

Nous définirons donc l'épilepsie, une névrose avec ou sans symptômes cérébraux, et nous la diviserons en idiopathique ou essentielle, en sympathique et symptômatique.

CHAPITRE PREMIER.

Épilepsies idiopathiques ou essentielles.

Les épilepsies essentielles sont celles qui se déclarent immédiatement sur le cerveau ou sur l'une de ses dépendances.

A. Epilepsies sans causes connues.

L'épilepsie que nous apportons en venant au monde, est excessivement obscure. En effet, comment s'assurer si elle tient à un vice de la conformation intérieure du crâne, à une lésion de la substance cérébrale ou des membranes qui l'enveloppent, à une commotion imprimée à l'enfant par sa mère, pendant qu'elle en était enceinte? Comment déterminer la nature de cette commotion? Cependant point d'espoir de guérison, si la véritable cause est ignorée ; aussi a-t-on toujours considéré l'épilepsie congé-

niale comme rebelle aux ressources de la médecine.

Toutefois les pères de famille doivent se ras-
surer, s'ils ont le courage de celui dont l'enfant
fait le sujet de l'observation suivante.

Premier Fait. Un colonel d'infanterie se
marie immédiatement après la campagne de
1814, avec une veuve éminemment nerveuse,
qui, au bout de trois mois, s'aperçoit qu'elle est
grosse. Au sixième mois de sa grossesse elle
éprouve une frayeur à la suite de laquelle elle
est deux heures sans connaissance. Elle n'en ac-
couche pas moins à terme d'un garçon bien
constitué, mais qui, deux mois après sa naissance, est frappé d'épilepsie. Il est confié à une
nourrice lymphatique, saine et d'une douceur
remarquable.

Le nourrisson continue d'éprouver des accès
d'épilepsie qui se renouvellent tous les quinze
jours. On a recours à divers traitemens. L'en-

fant arrive à l'âge de huit ans sans qu'on s'aperçoive du plus petit changement dans son état de maladie ; au contraire, les attaques périodiques sont plus violentes. Le père est persuadé que son fils *a de l'eau dans la tête*, et que la trépanation peut le sauver. Il ajoute : « J'aime mieux le voir succomber à cette opération, que de le conserver dans une position si cruelle. » Une couronne de trépan est appliquée sur le pariétal droit ; une once, environ, d'un liquide jaune et teint de sang s'échappe, et l'intrépide père conserve celui qu'il nomme tout son avenir. Cet enfant est aujourd'hui âgé de près de quinze ans, et ne ressent plus rien. Seulement on le ménage beaucoup, à cause de son extrême sensibilité.

Comme nous l'avons déjà fait observer, le lieu d'élection n'est pas toujours parfaitement indiqué pour se livrer à cette opération, mais il faut tenter, et dans ce cas, *meliùs anceps, quàm nullum*, etc. Nous examinerons, plus loin, à quels signes on peut reconnaître l'endroit du cerveau où l'épanchement s'est effectué.

Deuxième Fait. Une demoiselle de vingt-sept ans, orpheline, riche, jolie et épileptique, n'avait jamais voulu déclarer sa maladie, dans la crainte de ne pouvoir se marier. Les accès ne se manifestaient que la nuit, circonstance qui dérobait, aux nombreux prétendans, l'affection qui, trois fois par mois, venait déranger le sommeil de la malade, et la plonger dans le désordre le plus complet. Un notaire enfin est préféré, et l'union conjugale a lieu. Cette fois, du moins, la rédaction du contrat ne donna lieu à aucune réclamation, et ne parut pas coûter trop cher.

Dix-huit mois se sont à peine écoulés, que la malade donne le jour à deux garçons, au milieu même de tous les symptômes de la maladie dont le mariage ne l'a point délivrée. Le mari paraît d'abord satisfait; mais il s'effraie bientôt sur le sort de ses jumeaux, quoique sa femme ne lui ait présenté la maladie dont elle est affectée, que comme le résultat d'une grande susceptibilité nerveuse. En effet, ces pauvres enfans sont pris, presqu'en même temps, d'épilepsie. Un médecin éclairé est consulté, et prend les précautions les plus sages pour préserver ces êtres innocens de secousses nouvelles. Efforts superflus ! l'épilepsie leur a été transmise héréditairement, et désormais rien ne pourra les débarrasser de ce fléau, si la Providence ne vient à leur secours.

Ces deux enfans se promenaient un jour en calèche découverte (ils avaient alors trois ans), sous la seule surveillance d'une femme de chambre. Les chevaux s'emportent, la calèche est renversée : l'un de ces infortunés n'a que le bras droit démis, mais l'autre reçoit un coup de pied de cheval qui fracture l'os occipital. Les soins les mieux dirigés lui sont prodigués. Une portion de cet os qui était enfoncée, est enlevée avec adresse, la plaie pansée avec méthode, et le malade, après trois mois de traitement, se trouve guéri de tous ses maux. Son frère succomba, un an après, dans des convulsions affreuses. Nous sommes parvenu à rendre une épilepsie hérédi-

taire moins fréquente et beaucoup moins vive,
en soumettant la demoiselle de dix-huit ans, qui
en était atteinte, à un régime qui avait presque
changé son tempérament essentiellement nerveux.

Troisième Fait. Une demoiselle âgée de dix-
sept ans, très maigre, fort pâle et bien réglée,
issue de parens nerveux, ayant été nourrie par
une femme très irritable, est affectée d'épilepsie
au moment où l'on devait le moins s'y attendre.
Des médecins sont aussitôt appelés. Rien n'est
négligé; tous les traitemens sont successivement
mis en usage, abandonnés, repris, et toujours
sans succès. Les parens espèrent que nous serons
plus heureux, et viennent nous consulter. Nous
proposâmes plusieurs moyens, qui tous avaient
déjà échoué. Comment trouver la véritable cause
d'un désordre si opiniâtre? Cependant les parens insistent, et la jeune personne ajoute, avec
l'accent de la résolution la plus forte : « Monsieur, je veux guérir ou mourir. » C'était bien là
le langage du désespoir, c'était bien là aussi une

épilepsie constitutionnelle, si on peut s'exprimer ainsi. Les parens nous laissèrent également carté blanche. En conséquence, la malade fut soumise au traitement suivant.

Régime. Des alimens très substantiels, mais sous un petit volume, tels que les gelées de viande, le chocolat ferré, les consommés contenant des jaunes d'œufs; de l'eau très aérée pour unique boisson; un lit composé d'une paillasse remplie de fleurs de tilleul et de feuilles d'oranger desséchées; l'air de la campagne; les bains de gélatine, dans lesquels on jetait deux pintes d'éther acétique au moment d'y entrer; le repos de l'âme, des distractions agréables; des lectures amusantes (car une application convenable à l'étude est salutaire pour prévenir les passions qui, suivant l'ingénieuse idée de Buffon, ouvrent la porte par laquelle il sort le plus d'individus de ce monde); tel fut le régime recommandé.

Traitement. Des pilules de musc et d'assafœtida. Ces substances furent d'abord données à la dose d'un grain, et portées progressivement à vingt grains par jour ; des lavemens contenant jusqu'à deux onces de teinture éthérée de *casto-reum* ; des vésicatoires volans, saupoudrés de camphre et d'aimant, et promenés sur le bas-ventre ; quelques commotions électriques impri-mées à cette partie ; tels sont les moyens curatifs que nous avons mis en usage le 1er mars 1826, et qui ont été suivis avec une persévérance uni-que. Aujourd'hui, 3 septembre 1827, la malade n'éprouve plus rien. Tout fait espérer qu'aucun accident ne se reproduira. On est dans l'inten-tion de profiter de cet heureux changement pour marier cette demoiselle.

CHAPITRE II.

ÉPILEPSIES IDIOPATHIQUES PRODUITES PAR DES
CAUSES PHYSIQUES.

B. Épilepsie idiopathique cérébrale.

Premier Fait. Un élève en droit, âgé de vingt-trois ans, d'un tempérament très irritable, d'une complexion grèle, reçoit un violent coup de poing sur la tempe droite; il tombe, et devient épileptique. Il n'avait jamais éprouvé aucune atteinte de cette maladie; ses père et mère avaient toujours joui d'une santé parfaite. Ce malheureux jeune homme succombe à la sixième attaque épileptique. La nécropsie est pratiquée; on découvre un épanchement séreux dans le ventricule droit. Le trépan pouvait être utile ici, en enlevant la cause qui comprimait le cerveau.

Deuxième Fait. Un ouvrier maçon, âgé de

quarante ans, d'une constitution pléthorique, n'ayant jamais éprouvé que des indispositions légères, est tout-à-coup frappé d'épilepsie. Le médecin consulté reconnaît que cette maladie est l'effet de l'action du soleil. En effet, le malade avait travaillé, exposé aux rayons ardens de cet astre et la tête découverte, pendant une journée du mois de juillet 1816. Des applications froides sont faites sur la tête, plusieurs saignées du pied sont pratiquées successivement. Le malade se rétablit lentement. Il s'est toujours bien porté depuis.

Troisième Fait. Un clerc de notaire, âgé de vingt ans, épileptique depuis l'âge de dix-huit mois, meurt dans un accès violent de cette maladie. La nécropsie est faite. On ne trouve d'autre cause qu'une épaisseur considérable des os du crâne, dont les sutures avaient disparu. Les os pariétaux, surtout, présentaient une épaisseur d'un demi-pouce. On conçoit qu'ici l'art ne peut être d'aucun secours.

Quatrième Fait. Un Suisse, âgé de dix-huit ans, reçoit un coup de bâton sur le sommet de la tête, qui le rend épileptique. Six mois après, dans un accès de cette névrose, il tombe d'un deuxième étage dans la rue, *et sur les pieds*. Un sang jaunâtre jaillit aussitôt par les narines et les oreilles; des vomissemens bilieux se succèdent d'une manière effrayante. On crut un instant que ce jeune homme ne résisterait pas à la commotion cérébrale. Plusieurs fois les veines des pieds sont ouvertes; un émétique en lavage est donné, et le malade, au bout de deux mois, est entièrement rétabli. Il y a quatre ans que cet événement est arrivé; aucun accident épileptique n'est encore venu renouveler les inquiétudes des parens.

Cinquième Fait. Un pharmacien, âgé de quarante ans, d'une constitution robuste, devient tout-à-coup épileptique. Le médecin, consulté, a subitement recours aux anti-spasmodiques, d'abord les plus simples, ensuite les plus énergiques. Les accès se rapprochent au point de se reproduire six fois par jour. Leur durée était d'une demi-heure. Un autre médecin est appelé, et reconnaît que la pléthore sanguine est la seule cause de la maladie. Il saigne à outrance tous les huit, quinze et trente jours ; prescrit une diète sévère, et, plus tard, un régime atténuant. Le malade ne tarde pas à être débarrassé entièrement de l'épilepsie cérébrale qui faisait le désespoir de sa famille.

Sixième Fait. Un boucher, jeune encore, de Rouen, reste, pendant trois ans, un des épileptiques les plus malheureux que nous ayons vus. Les accès ne lui laissaient pas une heure de répit. Il finit par succomber à un hydrotorax survenu en peu de temps. Nous rencontrâmes des concrétions osseuses sur la dure-mère.

Septième Fait. Louis de S...., âgé de trente-deux ans, était depuis long-temps entre les mains de deux médecins fameux de Paris, pour une épilepsie dont les attaques étaient aussi très fréquentes. Il nous fut présenté le 13 août 1815 ; nous crûmes reconnaître la présence d'un corps particulier exerçant une pression sur le cerveau, voici à quels signes : le malade, dans l'intervalle des accès, éprouvait constamment le besoin de porter la main sur le pariétal gauche, qui, disait-il, lui semblait beaucoup plus gros (même sans y toucher) que celui du côté opposé. En effet, cet os nous parut plus élevé à la vue. Immédiatement après les attaques, la tête était penchée de préférence sur l'épaule gauche ; il y avait *amblyopie*, et la pupille du côté droit était contractée, tandis que l'autre présentait un état de dilatation extrême.

Nous fîmes raser la tête, et avec un cylindre métallique creux, nous la percutâmes dans tous les sens. Le malade nous dit : « Il me semble que ce côté (en portant la main sur la bosse pariétale droite) résonne plus clairement que l'autre. » Nous ne balançâmes pas à déclarer que, sous le pariétal indiqué, existait la cause de la compression cérébrale qui avait déterminé l'épilepsie.

En conséquence, nous proposâmes une couronne de trépan. Les parens s'y refusèrent. Nos confrères ne dirent ni oui, ni non. Huit jours après notre proposition, le malade mourut.

Nécropsie. Nous trouvâmes à la face externe de la dure-mère, sous l'os pariétal gauche, un kyste adhérent à cette membrane, et rempli d'une matière de consistance de suif. Ce kyste avait la forme et la grosseur d'une pomme d'apis. La bosse pariétale était presque usée. Combien de fois, depuis cet événement, les parens ne nous ont-ils pas témoigné, et verbalement et par écrit, leurs regrets de ne s'être pas rendus à notre opinion ! Nous transcririons ici leurs lettres s'ils nous y avaient autorisé. Ce n'est pas la première fois que nous avons eu occasion de recourir à ces moyens d'exploration pour nous assurer du lieu d'un épanchement, ou de toute autre cause de compression cérébrale. Déjà, dans une brochure que nous publiâmes sur les épanchemens en général (en Poméranie suédoise), nous avons fait mention de la percussion du crâne. Nous aurons occasion d'y revenir.

Huitième Fait. Un chirurgien, sous-aide-major, employé dans l'hôpital dont le service nous était confié, en Pologne, fut pris d'épilepsie. Il n'était âgé que de dix-neuf ans. Son tempérament, nerveux, l'avait souvent exposé à des affections spasmodiques graves. Toutes les précautions furent prises pour mettre ce jeune homme à l'abri de nouveaux accidens épileptiques. Il n'en fut pas moins, quinze jours après, frappé d'un nouvel accès, auquel il succomba.

Nécropsie. Les vaisseaux des membranes du cerveau étaient variqueux, et d'une grosseur à laquelle nous aurions de la peine à croire, si nous ne nous en étions assuré nous-même.

Neuvième Fait. François de B...., homme de lettres, âgé de quarante-sept ans, nerveux et lymphatique, tomba tout-à-coup, en 1816, dans une attaque d'épilepsie presque foudroyante ; le lendemain il mourut dans un deuxième accès.

Nécropsie. Le crâne offrait une épaisseur considérable. Le tiers antérieur du lobe droit du cerveau, plus affaissé, était dans un état de ramollissement extraordinaire. Un épanchement séreux avait commencé à se former à la base du crâne. Les couches des nerfs optiques du même côté (droit), ressemblaient assez à de la bouillie brunâtre.

Dixième Fait. Madame Marie de M....., âgée de 29 ans, épileptique depuis l'époque de la puberté, perdit la vie après une chute dans laquelle elle s'était fracturé les jambes.

Nécropsie. Le crâne offrait un volume et une épaisseur considérables. La dure-mère adhérait à toute la face interne de l'occipital ; substance du cerveau calleuse ; très peu de sérosité dans les ventricules latéraux.

Onzième Fait. Louise La B...., âgé de 32 ans, ouvrière en robes, d'un tempérament nerveux, mourut d'épilepsie, dont elle était atteinte depuis quinze ans.

Nécropsie. Arachnoïde opaque et épaissie ; épanchement de sérosité sanguinolente dans l'intérieur de la dure-mère ; ventricules du cerveau d'une capacité peu commune. Plusieurs hydatides dans ces cavités. Petits kystes séreux dans le tissu des plexus choroïdes.

Douzième Fait. M. Adolphe de L....., officier supérieur d'artillerie, reçoit en duel, le lendemain de la bataille de Friedland, un coup d'épée qui pénètre, par la tempe gauche, dans le cerveau. Une portion de la lame reste dans cet organe. L'extraction n'en fut faite que 24 heures après la blessure. Cet officier, qui avait perdu l'usage de l'œil du côté blessé, fut peu de temps à se remettre de ce coup d'épée, quoique très grave sans doute ; mais ce rétablissement n'était que simulé. Six mois après, un accès d'épilepsie épouvantable se déclara : quatre hommes suffirent à peine pour mettre le malade à l'abri des accidens qu'auraient pu produire les contractions et les efforts que faisait ce malheureux pour se débarrasser, nous dit-il après l'attaque, *du poils qu'il portait sur la tête.* Il éprouva vingt-cinq accès de la même intensité que le premier, et succomba au vingt-sixième.

Nécropsie. Abcès considérable dans le tiers antérieur du lobe gauche du cerveau; traces nombreuses d'inflammation des membranes qui enveloppent cet organe.

Treizième Fait. Mademoiselle Emma de P..., âgée de 20 ans, nerveuse à l'excès, devient épileptique sans causes appréciables; seulement ses facultés intellectuelles avaient paru dès long-temps altérées, mais si légèrement, qu'on n'y avait fait que très peu d'attention. Au sixième accès, cette demoiselle fut enlevée à sa mère désolée.

Nécropsie. Les os du crâne sont un peu plus épais que dans l'état ordinaire. Les éminences de la base du crâne, les moins apparentes, sont entièrement effacées, ainsi que la plupart des fosses; les apophyses les plus saillantes présentent des directions contre nature ; enfin toutes les parties de l'intérieur de cette boîte osseuse sont plus ou moins viciées.

Le cerveau avait dû nécessairement souffrir de ce désordre des parties dures ; aussi les circonvolutions antérieures paraissent-elles fort peu. Épanchement considérable d'un liquide aqueux dans les ventricules latéraux, à la base du cerveau, et jusque dans le tiers supérieur de la colonne cervicale ; dilatation excessive des troisième et quatrième ventricules ; vaisseaux injectés et volumineux ; le cervelet est d'un tiers plus développé qu'à l'ordinaire.

Quatorzième Fait. Pierre C..., sergent au dix-neuvième régiment d'infanterie de ligne, nous fut envoyé, en 1809, à l'hôpital de Schœnbrun (Autriche). Ce militaire, âgé de 28 ans, d'une constitution athlétique, portait une balle de plomb dans la partie antérieure du cerveau. L'extraction de ce corps fut faite aussitôt, et la plaie ne fut pas long-temps à se cicatriser. Les

maux de tête, l'insomnie, les fourmillemens
des jambes nous engagèrent à retenir le malade,
quoiqu'il eût témoigné plusieurs fois l'intention
de sortir pour assister à la bataille de Wagram
qui se préparait. Il ne tarda pas à tomber dans
des attaques d'épilepsie d'une force et d'une fréquence peu communes. La tête fut rasée et percutée avec le cylindre métallique. Le malade
disait éprouver des sons bien plus obscurs aux
bosses coronales qu'aux autres parties du crâne.
Tout se réunissait donc pour nous indiquer le
lieu de l'épanchement que nous redoutions.
Deux couronnes de trépan furent appliquées sur
le coronal, réduit à une seule table par le coup
de feu. Deux onces de pus sanieux s'écoulèrent.
Le blessé fut pansé méthodiquement pendant
deux mois, qui suffirent pour le mettre dans le
cas de rejoindre son régiment, toutefois avec les
précautions qu'exigeait l'état de la cicatrice.

Quinzième Fait. Joseph-Louis L....., sous-
officier du génie, entra à l'hôpital d'Onsolre-
deck, près La Haye (Hollande). Ce militaire,

dont les études avaient été sérieuses, et les occupations constantes, éprouvait des attaques
d'épilepsie, qui, heureusement, nous dit-il, ne
se renouvelaient que de mois en mois ; mais la
céphalalgie qui lui était survenue depuis peu,
était si vive, qu'elle l'avait décidé à venir nous
demander du soulagement.

La tête fut percutée dans tous les sens. Le
malade nous fit observer que ce moyen d'exploration ne produirait aucun diagnostic certain.
« Il me semble, ajouta-t-il, qu'un corps particulier flotte, dans la base du cerveau, lorsque
je retourne brusquement la tête sur l'oreiller. »
Cet intéressant jeune homme mourut subitement
le lendemain, dans des convulsions affreuses.

Nécropsie. La glande pinéale, seule, est vo-
lumineuse, squirrheuse et baignée dans quatre
onces, au moins, de sérosité.

C. Épilepsie idiopathique rachidienne.

Les parties contenues dans le rachis (épine

du dos) sont également sujettes à des altérations qui engendrent l'épilepsie, quoiqu'on ait observé ces altérations chez des individus non épileptiques.

Premier Fait. M. Charles Le P....., chef de bataillon, reçut, à l'affaire de Polostk, en 1812, plusieurs coups de crosse de fusil dans le dos, après avoir fait une chute de cheval sur le siége. En donnant de l'argent, cet officier sortit des mains des soldats russes qui l'avaient si mal traité. Jeune encore et robuste, il n'avait jamais été malade, ni même incommodé. Porté à l'ambulance, on le fit saigner deux fois dans un jour, et l'on couvrit la colonne épinière de ventouses scarifiées, ensuite de vésicatoires volans. Des douleurs atroces se fixèrent dans toute l'étendue de cette partie, notamment dans les lombes.

Le lendemain, saignée copieuse du pied, frictions éthérées sur les membres inférieurs.

Le soir il fallut partir. Chacun connaît les motifs de la retraite précipitée que les armées françaises furent contraintes d'effectuer à cette époque.

Quelques jours après, nous rencontrâmes cet officier à Wilna ; il souffrait plus que jamais, et marchait courbé en avant. Nous eûmes à peine le temps de lui parler. Enfin nous le revîmes à Kœnisberg ; là, du moins, nous pûmes l'écouter avec attention : il avait éprouvé plusieurs attaques d'épilepsie. Il put encore prendre la poste, et se rendre à Mayence ; nous arrivâmes ensemble dans cette ville. Le malheureux y succomba le lendemain, dans un accès épileptique qui dura près de deux heures.

Nécropsie. Le crâne et le cerveau, vus avec la plus scrupuleuse attention, n'offrent rien de remarquable. Nous voulions nous en tenir là, lorsque le chirurgien, ami du défunt, nous proposa d'examiner, avec le même détail, le canal rachidien ; voici ce que nous y observâmes. Les vaisseaux étaient très considérablement gorgés de sang ; tout le rachis plein de sérosité rougeâtre.

Nous oublions de dire que le canal vertébral était comme rétréci vers les cinquième, sixième et septième vertèbres dorsales.

Deuxième Fait. La femme d'un pasteur luthérien, jeune encore et d'une santé brillante, habitait le village de Rantzin, près Greisswald (Poméranie suédoise). Poursuivie par des soldats wurtembergeois, qu'elle avait rencontrés en se promenant, cette dame arrive chez elle où elle ne trouve personne. Elle court dans la chambre de son mari, s'arme d'un fusil à deux coups, et parvient, par une contenance peu familière à son sexe, à mettre ses assaillans en fuite. Voulant replacer l'arme dont elle s'était si courageusement servie, elle tombe sur un angle de table, qui pénètre dans les parties molles du dos à un demi-pouce de profondeur. Elle a la force de se relever malgré ses douleurs déchirantes, et d'aller s'étendre sur un sofa.

Son mari et un domestique arrivent et la trouvent dans un état alarmant. On vient nous chercher à l'hôpital d'*Anklam*. Plusieurs saignées sont pratiquées, des ventouses scarifiées appliquées sur l'épine, et des frictions faites avec de l'eau de Cologne sur les cuisses et les jambes. La plaie est convenablement pansée, et quinze jours suffisent pour mettre fin aux souffrances de cette intrépide Amazone. Ce ne fut qu'alors qu'elle raconta les circonstances de son aventure. Trois mois après elle fut prise d'épilepsie, maladie dont elle n'avait jamais éprouvé d'atteinte, et mourut au cinquième accès.

Nécropsie. La tête ne nous laisse rien voir qui puisse fixer notre attention ; mais le canal rachidien est occupé par une grande quantité de liquide brunâtre.

D. *Epilepsie idiopathique dentaire.*

Les dents ont aussi des nerfs qui leur sont fournis par les maxillaires supérieur et inférieur, et par le sous-orbitaire, tous venant de la cinquième paire, laquelle naît de la substance grise du cerveau.

Les nerfs dentaires peuvent être irrités, en-
flammés, etc., et dès-lors donner lieu à l'épilepsie.

Premier Fait. Une demoiselle de dix-sept ans,
saine, forte, n'ayant jamais été malade, et appartenant à des parens également bien portans,
souffrait d'une dent molaire à peine tachée. Cette
demoiselle voulut absolument se débarrasser de
la cause de la douleur.

Un dentiste habile se refuse à l'extraction, et
propose la cautérisation, la lime, le plombage,
etc. La demoiselle se refuse à l'emploi de ces
moyens, les considérant comme au moins inutiles. Enfin le dentiste fait retentir, aux oreilles
de notre jeune entêtée, les mots *luxation*, *replan-
tation*; la demoiselle se fait rendre compte de
ces deux opérations et des suites qu'elles peuvent
avoir. Elle n'y trouve que des avantages et s'y
soumet. La dent malade est luxée à demi et raf-
fermie de nouveau par les procédés et les précautions connus.

Le lendemain des douleurs surviennent dans tout le côté droit de la tête, plus tard des spasmes violens, et enfin une attaque d'épilepsie des plus fortes. La malade ne voulut plus revoir le dentiste. Un chirurgien est appelé et attribue les accidens à la rupture incomplète du nerf de la dent qu'on avait luxée. Tel fut également notre avis. La dent fut extraite sur-le-champ ; la douleur fut vive, mais aucun accident ne se renouvela.

Deuxième Fait. Un avoué, âgé de trente ans, d'un tempérament nerveux, n'ayant jamais été sérieusement malade, appartenant à des parens d'une santé parfaite, est contraint de se faire extraire une dent canine très noire. Se croyant défiguré par l'effet que produisait l'intervalle résultant de l'absence de cette dent, il consulte un dentiste, qui lui propose une dent étrangère. L'avoué accepte ; nous ne savons si cette dent provenait de la mâchoire d'un client mécontent ; ce qu'il y a de certain, c'est que des douleurs intenses se manifestent le lendemain dans tout le côté gauche de la tête, et surtout dans l'arcade alvéolaire.

Le dentiste est appelé, et veut enlever la dent intruse. Le malade, aimant mieux souffrir encore que d'être défiguré, repousse cette proposition. Deux jours après, douleurs intolérables, attaque d'épilepsie. La dent est enlevée et les accidens ne reparaissent plus.

E. *Epilepsie idiopathique laryngée.*

Premier Fait. Un musicien de l'ancien 40e régiment, s'étant mis mal avec ses chefs, et craignant d'encourir leur disgrâce, prend le parti de se détruire. Il s'arme d'un rasoir et se fait une incision transversale à la partie antérieure du col. Le chirurgien de service, appelé, panse la plaie après en avoir réuni les lèvres. Quelques heures après, une attaque d'épilepsie a lieu.

Le chirurgien-major, à sa visite, se fait rendre compte de ce qui s'était passé, fait découvrir la plaie, et incise complètement un rameau du nerf *laryngé,* qui n'avait été que légèrement intéressé.

La plaie est repansée convenablement, et le blessé guérit en peu de temps sans aucun autre accident.

Deuxième Fait. M. Es....., médecin ordinaire aux armées, reçoit un coup d'épée qui pénètre dans le larynx. Ce docteur n'avait jamais été malade et appartenait à une famille bien portante. Les soins les plus éclairés, les plus assidus lui sont prodigués. Il devient épileptique le troisième jour de sa blessure, et meurt au sixième accès de l'affection nerveuse.

Nécropsie. Rien dans le cerveau ni dans la moelle épinière. Le larynx, parcouru avec une attention minutieuse, laisse apercevoir le rameau interne du nerf laryngé (entre le cartilage thyroïde et l'os hyoïde) présentant une tumeur occasionnée par le fer qui avait pénétré dans cette partie.

F. Epilepsie idiopathique pectorale.

Fait unique. François T....., officier de cui-

rassiers, âgé de trente-neuf ans, d'un tempérament sanguin-nerveux, ayant les muscles sail-
lans, fit une chute de cheval, et eut la poitrine
foulée par les pieds de cet animal. Cet officier fut
saigné plusieurs fois, et n'en resta pas moins sujet
à des accès d'épilepsie. Il ne put résister à la
septième attaque de cette maladie.

Nécropsie. L'intérieur du rachis n'offre pas la
plus petite lésion. Les organes de la poitrine sont
sains, mais les nerfs principaux de cette cavité
présentent un développement qu'on ne rencontre
pas ordinairement.

G. *Épilepsie idiopathique abdominale.*

Premier Fait. Madame Louise de C....., âgée
de 41 ans, d'un embonpoint médiocre, devient
épileptique à la suite d'une querelle avec son
mari, qui la renverse et lui marche sur le ventre.
Cette malheureuse succombe au troisième accès.

Nécropsie. Aucune altération des organes

contenus dans la tête, le rachis, la poitrine et le bas-ventre ; mais le système nerveux abdominal, les nerfs mésentériques, surtout, attestent, par quelques lésions, qu'ils ont subi un ébranlement considérable.

Deuxième Fait. Une blanchisseuse du 19e régiment, âgée d'environ 36 ans, d'un tempérament nerveux, d'un caractère pétulent, appartenant à une famille où l'épilepsie n'a jamais paru, et n'ayant pas connu elle-même cette maladie, reçut, au siége de Dantzik, un coup de sabre d'un soldat pris de boisson. La plaie pénétrait dans l'intérieur du ventre. Les saignées fréquentes, et les autres moyens employés en pareil cas, parvinrent à remettre cette femme, sinon complètement, assez bien du moins pour qu'elle pût continuer son métier. Un mois après elle tomba dans un accès d'épilepsie, qui se renouvela douze fois en trois jours ; enfin cette malheureuse succombe.

Nécropsie. Toutes les cavités principales sont

examinées sans offrir la moindre altération orga-
nique. Nous trouvâmes cependant, en parcourant l'abdomen , le plexus mésentérique supérieur à moitié divisé.

Troisième Fait. Un tambour de l'ex-garde
impériale, âgé de 25 ans, d'une petite stature,
d'un tempérament nervoso-sanguin , reçoit en
duel un coup d'épée qui pénètre dans le ventre
jusqu'à la deuxième vertèbre lombaire.

Ce militaire, couvert de blessures , quoique
jeune encore, n'avait cependant jamais ressenti
d'affection spasmodique. Il fut convenablement
soigné de son nouveau coup d'épée, et en guérit
en moins de deux mois, au bout desquels il fut
atteint d'un premier accès d'épilepsie. Les moyens
connus sont inutilement employés ; il meurt
à la sixième attaque de cette affection.

Nécropsie. Rien d'extraordinaire dans les trois
grandes cavités , ni dans le rachis ; mais la
première paire de nerfs lombaires est fortement

développée. Elle présentait même une grosseur qui semblait annoncer que la pointe du fer l'avait piquée.

H. *Épilepsie idiopathique génitale.*

Premier Fait. Etienne R..., officier au 18e régiment de ligne, âgé de 37 ans, avait toujours joui d'une bonne santé, quoique nerveux. Il reçut, à l'affaire du 18 octobre 1813, devant Leipsick, un coup de mitraille qui lui enleva toutes les parties génitales extérieures. Deux heures après, un violent accès d'épilepsie se manifeste. La plaie est réduite autant que possible à l'état de plaie simple. Il guérit parfaitement de cette blessure, mais il resta épileptique pendant six mois, au bout desquels il succomba dans une attaque plus forte que la première.

Nécropsie. La tête, le rachis, la poitrine, l'estomac, le ventre et tous les viscères qu'il renferme, sont examinés avec soin, et ne présentent rien qui indique la cause de l'épilepsie, que nous nommerons *traumatique*, puisqu'elle s'est déclarée immédiatement après la blessure, qui dut imprimer un ébranlement considérable au système nerveux.

Deuxième Fait. Mme veuve V....., âgée de 53 ans, se décide à se faire extirper un polype utérin. Nous ignorons ce qui se passa pendant l'opération, qui fit cruellement souffrir la malade, par les déchiremens qu'elle nous dit avoir ressentis, mais nous savons positivement qu'elle n'éprouva son premier accès épileptique que le lendemain de l'opération qu'elle venait de subir. Cette femme succomba au dix-huitième accès.

Nécropsie. Rien d'extraordinaire dans les cavités principales. L'utérus seul présente des ulcérations profondes, suite inévitable des solutions de continuité produites dans cet organe, par les tractions exercées sur sa surface muqueuse, au moyen des instrumens ou des mains du chirurgien qui avait opéré la malade.

Troisième Fait. Un comte russe, âgé de

47 ans , d'une constitution robuste , reçut un coup de pied de cheval sur les parties génitales , qui donna lieu à une vive inflammation de ces parties , et par suite à un double sarcocèle énorme. L'opération que l'on pratique en pareil cas est proposée , le malade s'y décide et la sup-porte avec courage. La cicatrisation de la plaie est promptement amenée. Il restait cependant quelques spasmes dans cette région , qui furent combattus par les moyens connus. L'épilepsie s'est enfin déclarée , et a été guérie au huitième accès , par l'eau de laurier-cerise portée à deux onces par jour.

I. Epilepsie idiopathique crurale.

Fait unique. Un grenadier à cheval de l'ex-garde impériale , ayant toujours été bien portant, reçoit , à la bataille de Lutzen , un coup de lance qui ouvre l'artère crurale (du côté droit) à sa partie supérieure.

Le chirurgien consulté fait la ligature de ce

vaisseau, et au moment même où il serre le fil, le blessé tombe dans une attaque d'épilepsie qui se reproduit six fois en vingt-quatre heures.

Un autre chirurgien est appelé. Il présume que le filet du nerf qui accompagne l'artère crurale dans cette partie de la cuisse, a été compris dans la ligature, et propose de revenir à l'opération, pour tâcher de séparer, s'il est encore possible, le nerf de l'artère. Cet avis fut suivi, la séparation fut faite, la ligature de l'artère seule eut lieu, et le malade cessa d'éprouver des attaques d'épilepsie.

On ne manquera pas de nous dire que, d'après notre manière de voir, il existe autant d'épilepsies idiopathiques que nous avons de troncs, et même de filets nerveux accessibles aux agens extérieurs, et qu'alors nous aurions dû faire mention des épilepsies *brachiale*, *cubitale*, *tibiale*, etc., etc. Nous soutenons, en effet, la première proposition ; mais n'ayant jamais observé d'autres épilepsies idiopathiques que celles que nous avons exposées dans cet essai , et voulant ne pas nous écarter de la résolution que nous avons prise de ne rapporter que ce que nous avons vu, nous nous sommes renfermé strictement dans les faits qui se sont passés sous nos yeux, afin qu'on ne puisse pas nous les contester.

CHAPITRE III.

Épilepsies idiopathiques produites par des causes morales.

Premier Fait. Deux officiers d'un régiment de chasseurs à cheval se battent en duel, à la suite d'une vive discussion sur un sujet excessivement futile.

L'un d'eux (n'ayant jamais été sérieusement indisposé, et appartenant à une famille saine), ne pouvant atteindre son adversaire, jette son épée, et éprouve un accès de colère qui détermine soudain une attaque d'épilepsie.

Saignée considérable du pied gauche. Le lendemain, nouvelle attaque; le malade est encore saigné des deux pieds.

Deux jours après, attaque moins intense. Saignée de la jugulaire. Cette attaque fut la dernière, et cet officier promit de se corriger. Nous l'avons revu effectivement dans un état de santé satisfaisant, dix ans après son aventure.

Deuxième Fait. Un officier anglais se bat en duel avec un élève en droit de l'école de Paris. Le sort favorise ce dernier ; en conséquence il fait feu sur l'officier ; la balle passe à très peu de distance de l'oreille droite. L'officier tombe sur-le-champ dans une attaque d'épilepsie effroyable.

Un élève en médecine, témoin de l'élève en droit, ouvre la jugulaire droite de l'officier, qui revient insensiblement, et remercie ces messieurs en les priant de lui raconter ce qui lui est arrivé. Au récit qui lui est fait sur sa demande, il tombe de nouveau dans un accès épileptique, se coupe la langue et se casse deux dents incisives.

Saignée de la jugulaire et du pied. Le malade revient encore à mesure que le sang coule. On le transporte chez lui, où il ne tarde pas à se rétablir. Il déclara que jamais ni lui, ni aucun des siens, n'avait éprouvé *de semblables choses.*

Troisième Fait. Une demoiselle, nommée Victorine B....., âgée de 25 ans, issue d'une famille saine, d'un caractère gai et doux, traversant le Champ-de-Mars, est surprise par une détonnation de plusieurs coups de canon qui la fait tomber dans une violente attaque d'épilepsie.

Le lendemain elle éprouve un second accès de cette maladie et meurt.

Nécropsie. Un peu de sang épanché entre l'arachnoïde et la dure-mère ; une quantité assez considérable à la base du crâne.

Les vaisseaux de la pie-mère sont fortement injectés. Les ventricules latéraux sont remplis de sang. La substance cérébrale est également très injectée et ferme.

Quatrième Fait. Une demoiselle , âgée de 21 ans , bien portante, apprend qu'une de ses amies est dans le malheur sans pouvoir la secou-rir. Aussitôt elle s'affecte , devient triste , mo-rose ; elle pâlit , maigrit , et finit par devenir épileptique.

Un vénérable ecclésiastique , qui avait fait germer dans ce jeune cœur les vertus les plus touchantes, trouve le moyen de venir au secours de l'amie de la malade. Cette dernière est pru-demment instruite du changement avantageux qui s'est opéré dans la position de son amie. La gaîté renaît aussitôt , et quelques jours suffi-sent pour rétablir entièrement la malade , qui avait éprouvé déjà sept accès épileptiques en très peu de jours.

Cinquième Fait. Un jeune colonel de dragons, Prussien d'origine , appartenant à une famille saine , et n'ayant lui-même jamais été atteint d'aucune maladie sérieuse , conçoit un amour passionné pour une jeune veuve pólonaise.

Un jour il rencontre un lieutenant de hussards français chez celle dont il sollicitait vivement la main. Il sort sans dire mot, rentre chez lui, et devient rêveur au point de donner de l'inquiétude à ses parens.

Tout-à-coup on l'entend jurer contre les Français, et tomber dans une attaque d'épilepsie effrayante. Il éprouva plusieurs accès successifs de cette maladie.

La jeune veuve en fut instruite et affectée. L'officier français fut obligé de partir.

Le colonel se fit conduire auprès de la veuve. Un entretien eut lieu, le mariage s'en suivit, et la guérison fut complète.

Sixième Fait. Un négociant, qui avait joui d'une fortune considérable, est plongé dans la plus affreuse misère, et devient aussitôt épileptique. La maladie paraît terrible, les accès se rapprochent, et au bout de six mois d'horribles souffrances, ce malheureux cesse d'exister.

Nécropsie. La dure-mère est injectée et adhérente à plusieurs points des parois du crâne.

Épanchement considérable de sérosité entre les membranes arachnoïde et pie-mère, à la base du crâne et dans le canal rachidien. Les quatre ventricules sont fortement distendus par une sérosité légèrement sanguinolente. Tout était sain dans la poitrine, l'estomac et l'abdomen.

Septième Fait. Un jeune homme sain et robuste, issu d'une famille qui fut toujours bien portante, conçoit une passion vive pour une demoiselle qu'il ne peut obtenir en mariage. Il tombe en épilepsie. A la mort du père de la demoiselle, notre jeune homme conçoit un nouvel espoir, mais il éprouve toujours de fréquens accès d'épilepsie. Enfin il obtient la main qu'il recherchait depuis deux ans avec une persévérence rare, aussitôt la maladie cesse, et aujourd'hui, cinquième année de son mariage, il jouit d'une santé parfaite.

Huitième Fait. Une dame de 27 ans reçoit la

nouvelle que son mari vient de mourir dans une bataille ; elle devient tout-à-coup épileptique, sans avoir jamais été atteinte de cette névrose.

La malade reste dans cet état pendant quinze jours, au bout desquels on vient lui annoncer qu'il y a eu erreur de nom et que son mari existe. Elle n'en croit rien, et continue d'éprouver des accès d'épilepsie. Enfin son mari arrive, et avec lui la guérison complète de la malade.

Neuvième Fait. Un officier du génie, âgé de 32 ans, bien portant et l'ayant toujours été, conçoit l'idée de composer un poëme, intitulé *Austerlitz.* Il avait lui-même assisté à cette affaire si glorieuse pour les armes françaises. Il travaille, *met et remet sans cesse sur le métier,* il n'est point satisfait.

Une attaque d'épilepsie a lieu ; elle se renouvelle vingt fois ; le malade succombe au vingt-unième accès.

Nécropsie. Adhérence des deux portions de

l'arachnoïde qui recouvrent les deux hémisphères , près de la grande scissure.

Quantité de sérosité épanchée à la base du
crâne. Pie-mère très rouge et très injectée.

Dixième Fait. Un marchand plombier, bien
portant, âgé de 47 ans , voit sa fortune s'accroître considérablement par d'heureuses spécu-
lations. Il devient épileptique , et meurt au treizième accès.

Nécropsie. Adhérence des membranes du cerveau entr'elles et à différens points du crâne et
du cerveau.

Épanchement considérable de sérosité dans
les ventricules latéraux et à la base du crâne.

Cerveau sain , ainsi que les viscères thora-
chiques et abdominaux.

CHAPITRE IV.

Épilepsies sympathiques.

On doit entendre par épilepsie sympathique,
celle qui dépend de l'état de maladie d'un
organe, ou d'un appareil d'organes quelconques.

Fidèle à la marche que nous avons adoptée,
nous nous contenterons de citer des observations recueillies par nous, ou par des médecins,
dans la véracité desquels nous avons une confiance entière. C'est dans cette espèce d'épilepsie
que nous avons eu des succès satisfaisans, et dont
quelques feuilles publiques ont déjà rendu compte.
Beaucoup de familles nous ont consulté depuis
deux ans. Plusieurs se sont bien trouvées des
moyens que nous employons, quoiqu'elles soient
très éloignées, et qu'elles ne nous aient fait connaître leurs épileptiques que par des mémoires
ou des notes plus ou moins infidèles. Nous nous
abstiendrons de faire imprimer ici les copies des

lettres de remercîmens qui nous ont été adressées. Cette espèce de vanité cadrerait peu avec l'intention que nous avons déjà énoncée, de n'écrire que pour être utile à l'humanité.

Si cependant on doutait des avantages que nous avons obtenus sur une maladie jusqu'ici rebelle à beaucoup de tentatives, nous offrons de communiquer ces lettres.

Nous dirons avec la même franchise, que d'autres personnes n'ont pas eu le même bonheur, et qu'en conséquence elles ont accusé d'impuissance le traitement auquel nous les avions soumises *sans les voir*.

Nous avons répondu à ces plaintes : 1º Que nous n'avons jamais prétendu réussir constamment dans le traitement de l'épilepsie, *même sympathique.*

2º Qu'autre chose est de voir un malade, ou de lui envoyer un régime à suivre sur une simple lettre, ce que nous n'avons jamais refusé.

3o Que les médecins chargés de diriger notre traitement, n'ont pas toujours suivi la méthode indiquée, peut-être pour des raisons plausibles. Ainsi les uns ont employé la feuille d'armoise au lieu de la racine ; les autres ont prescrit l'eau distillée de feuilles de laurier-cerise à haute dose, tandis qu'il faut commencer par une quantité très minime, et arriver progressivement à une plus considérable.

D'autres enfin ont négligé de prescrire les immersions de la tête dans l'eau froide, le bracelet aimanté, les *moxa*, etc., etc., et à ce sujet nous pourrions citer ce jeune homme du département du Morbihan, qu'un médecin venait de soigner, sans succès, par les moyens que nous mettons en usage.

Sur les reproches que nous adressa notre confrère, nous lui proposâmes de nous confier son malade. C'est à Paris que ce dernier fut établi ; il est au sixième mois de son traitement, il y en a trois qu'il n'a rien éprouvé ; tandis qu'auparavant il avait trois ou quatre accès dans les vingt-quatre heures.

A. Épilepsie sympathique sanguine.

Premier Fait. Un chevalier de Saint-Louis, du département de l'Orne, nous écrivit, il y a un an, pour nous demander *un régime et un traitement capables de le débarrasser de quelques attaques de nerfs qui lui rendaient la vie insupportable.*

Nous l'engageâmes à venir nous voir, ou à faire parvenir un mémoire sur son âge, sa constitution, les maladies auxquelles avaient pu être sujets, son père, sa mère, sa nourrice; celles qu'il avait éprouvées lui-même dans son enfance et depuis; les médicamens dont il avait fait usage; les excès auxquels il s'était livré, etc. Le mémoire nous fut envoyé, et nous crûmes y remarquer que l'épilepsie à laquelle le malade ne donnait pas ce nom, mais que son médecin qualifiait ainsi, tenait à la difficulté qu'on avait depuis long-temps à entretenir le flux hémorroïdal.

Un régime doux et rafraîchissant, des douches ascendantes dirigées vers l'anus, quelques sangsues appliquées tous les mois à cette partie, l'usage de la poudre de *racine d'armoise* et de l'eau distillée de feuilles de laurier-cerise, sont parvenus à rétablir presque périodiquement l'écoulement supprimé, et le malade n'a plus ressenti d'attaques d'épilepsie.

L'eau distillée de laurier-cerise est diurétique, narcotique, anti-spasmodique. C'est Thilénius, médecin allemand, qui, le premier, a employé cette eau distillée dans les affections nerveuses.

Fontana, Vater, Murray, Langrisch, Schaub, John Spardow de Cellece, prétendent que l'eau distillée des feuilles de cette plante n'est pas vénéneuse ; nous ne pensons pas ainsi à ce sujet, ne fût-ce qu'eu égard à la susceptibilité individuelle, qu'on ne considère pas assez dans l'administration des remèdes dangereux.

Deuxième Fait. Une demoiselle du département de l'Hérault, âgée de 29 ans, issue d'une famille saine, privée, depuis un an, du flux menstruel, devient épileptique.

Elle nous fut présentée il y a dix-huit mois; nous la trouvâmes en très bon état de santé, à la suppression près. Au moment où nous la questionnions, elle éprouva un mouvement dans la région sus-pubienne. Elle nous dit aussitôt : « Voilà que cela me prend, cela me monte. » Son père, qui se trouvait présent, lui souffla fortement dans la figure, en la rapprochant de la fenêtre qui était ouverte. L'accès se borna là ; mais la malade était étourdie et triste.

Un régime alimentaire entièrement végétal, un exercice soutenu, les saignées du pied, l'usage de la poudre de racine d'armoise et de l'eau distillée de feuilles de laurier-cerise, les bains de siége dans une forte décoction d'armoise, les douches sur le bas-ventre, l'emploi du prussiate de fer à très petite dose, etc., ont rétabli l'écoulement, et l'épilepsie a cessé. Cette demoiselle est aujourd'hui bien portante et près de se marier.

Troisième Fait. Un pharmacien de Paris, âgé de 48 ans, fort, vigoureux, né de parens sains, et ayant été nourri par une femme d'une santé parfaite, éprouvait tous les huit jours, depuis près de vingt ans, deux et quelquefois trois attaques d'épilepsie, sans qu'on eût jamais pu en découvrir la cause.

Nous le questionnâmes à différentes reprises, sans obtenir aucun renseignement satisfaisant; il se rappela enfin qu'avant d'être atteint de cette maladie, il était sujet à une hémorragie habituelle du nez.

Nous lui conseillâmes aussitôt une saignée du pied chaque mois; un régime délayant, l'armoise et le laurier-cerise; ses attaques ont disparu. Il est bien maintenant et continue les mêmes moyens, *par reconnaissance*, nous a-t-il dit.

Troisième Fait. Un orfèvre de Paris, âgé

de 45 ans , bien portant , mais ayant les jambes couvertes d'énormes varices , se fait appliquer sur ces extrémités un bandage roulé et fortement serré.

Les varices disparaissent et l'épilepsie se déclare. Cette maladie n'a cessé que lorsque les jambes ont été reprises de varices , rappelées par les bains de vapeur émolliente , l'exercice, etc.

B. Épilesie sympathique lymphatique.

Premier Fait. Un jeune homme , âgé de 19 ans , scrofuleux à l'excès , devient épileptique. Il nous est présenté le 22 mars 1825. La jambe droite et le pied du même côté sont couverts d'ulcères fournissant un pus blanc et épais.

Nous conseillâmes un régime substantiel , les viandes noires surtout, les gelées de viande , un peu de vin de Bordeaux , l'air de la campagne, les martiaux , la tisane de Feltz, etc. Mais les parens nous dirent que le malade désirait , en attendant l'effet de ces moyens, qu'on lui indiquât celui d'empêcher les accès épileptiques d'être aussi fréquens (il en éprouvait jusqu'à cinq par jour). *L'aura epileptica* partait de la jambe malade, suivait la cuisse, le tronc, arrivait successivement à la tête, et faisait tomber le malade dans des convulsions affreuses. Nous prescrivîmes alors l'usage d'un bracelet aimanté appliqué à la partie moyenne de la cuisse droite. A l'approche de l'accès, on serrait violemment le bracelet ; le malade était engourdi, mais l'attaque n'avait pas lieu.

Cette manière d'empêcher la communication avec le cerveau est presqu'infaillible.

Il y a trois mois que ce jeune homme est entièrement remis de tous ses maux et se propose de voyager, ce à quoi nous nous garderons bien de nous opposer.

Deuxième Fait. Une jeune dame, mère de deux enfans bien portans, n'ayant jamais elle-même été madade, est tout-à-coup affectée de chlorose.

Elle maigrit, pâlit, et finit par devenir épileptique. On cherche, mais en vain, à faire cesser la cause de cette maladie.

Les injections de décoction de tan, l'usage du prussiate de fer, sont conseillés, ainsi qu'un régime alimentaire fortifiant, les bains de mer, etc. ; la malade guérit au bout de six mois, et engraisse à en être effrayée.

Troisième Fait. Un officier de la garde royale, âgé de 28 ans, arrive lentement au dernier degré du rachitisme, sans qu'on puisse en découvrir la cause. L'épilepsie se déclare d'une manière aussi terrible que soudaine.

Questionné sur toutes les circonstances qui ont pu donner lieu à cette affection, cet officier répond n'avoir rien fait qui puisse avoir déterminé ce déplorable état. Un médecin renommé de la capitale, conseille d'abandonner le malade aux efforts de la nature, en ordonnant toutefois la diète blanche. Nous sommes appelé en consultation avec un autre médecin moins renommé, mais non moins habile que le premier : il propose le régime fortifiant, les martiaux, les bains aromatiques, et plusieurs *moxa* sur toute la colonne épinière, l'air de la campagne, les frictions sur les membres avec la teinture de quinquina, etc. Nous nous rendîmes à cet avis, sans rien ajouter, et nous pouvons assurer n'avoir jamais été témoin d'une victoire aussi complète. Ce traitement a duré un an. L'officier se porte à merveille.

Quatrième Fait. Un enfant de huit ans, ayant toujours été bien portant, né de parens parfaitement sains, est tout-à-coup atteint d'une teigne *faveuse*, qui envahit successivement tout le cuir chevelu, et le huitième jour de cette invasion le malade est frappé d'épilepsie.

Un médecin de nos amis est consulté et propose, sur-le-champ, d'attaquer la teigne par les préparations sulfureuses prises intérieurement et administrées sous forme de douches sur la tête , etc.

Six mois suffisent pour obtenir la guérison de la teigne et de l'épilepsie.

Cinquième Fait. Un maréchal-de-camp, âgé de 53 ans , d'une santé robuste, ayant enté plusieurs gales les unes sur les autres, sans en traiter aucune à fond , est affecté d'épilepsie.

Le médecin appelé attaque cette maladie par tous les anti-spasmodiques , les saignées , etc. , sans aucun égard pour la maladie de la peau, qu'il veut , dit-il, laisser exister pour obtenir plus facilement la guérison de l'affection nerveuse. Efforts inutiles et prolongés , l'épilepsie persiste. Un médecin de Paris est consulté, et cherche à débarrasser le général d'une gale qui, négligée , est devenue chronique , et a pu occasionner l'épilepsie. Il y parvient effectivement par le régime lacté , et cent deux bains de vapeur sulfureuse.

L'épilepsie a disparu presqu'en même temps

que la maladie de peau qui existait depuis plusieurs années, malgré divers traitemens.

Sixième Fait. Une dame hollandaise, âgée de vingt-neuf ans, née de parens non épileptiques, mais goutteux, éprouve en même temps qu'un accès de goutte, une attaque d'épilepsie, qui se reproduisit ensuite chaque fois que cette dame se ressentait de la première maladie.

Un des plus anciens médecins de la capitale est consulté : il ordonne l'air de la campagne, l'usage de la flanelle et des bas de laine, le régime lacté.

Les accès de goutte et d'épilepsie s'éloignent, et finissent par ne revenir que lorsque la malade commet quelques écarts dans le régime si sagement prescrit.

Cette dame, que nous avons vue, se reconnaîtra peut-être ici. Nous l'engageons à persévérer dans ces moyens, et à ne pas se livrer à d'autres tentatives.

Septième Fait. Un officier d'artillerie, âgé de 41 ans, atteint d'ulcères scorbutiques aux jambes, fait tous ses efforts pour se débarrasser de ces ulcères. Ne pouvant y parvenir, il se décide à les abandonner à eux-mêmes. Il ne tarde pas à éprouver un premier accès d'épilepsie. Cette maladie se renouvelle tous les deux jours. Ce militaire va consulter le célèbre Béclard, que les sciences médicales regretteront long-temps. Ce médecin attaque à fond la maladie scorbutique par un traitement interne et des remèdes locaux. Le malade fut guéri de tous ses maux après un an de soins bien dirigés.

Monsieur Béclard nous raconta lui-même cette observation, la dernière fois qu'il vint présider le jury médical de Seine-et-Oise.

Huitième Fait. Voici un fait excessivement intéressant, et qui est connu de plusieurs médecins de Paris. Un notaire contracte une affection siphilitique qu'il communique à sa femme. Jusqu'alors ce couple malencontreux avait joui d'une bonne santé, ses parens étaient parfaitement sains.

Un médecin est consulté et propose sur-le-champ les mercuriaux. A ce mot, les époux protestent qu'ils veulent être traités par la salsepareille, et que jamais un atôme de mercure ne sera pris par eux. La salsepareille est donc administrée sous forme *de tisane, de sirop et d'essence.* Six mois s'écoulent sans qu'aucun changement, ni en bien ni en mal, s'opère dans leur état. Ils ont cependant pris une quantité prodigieuse de salsepareille, sans en mourir, contre l'opinion de quelques esprits bizarres ou par trop étroits.

Tout-à-coup le mari est atteint d'épilepsie, et, huit jours après, la femme éprouve la même maladie. On va peut-être croire encore que cette pauvre salsepareille a causé cette affreuse névrose. Pas du tout, ce végétal est continué à plus haute dose, mais avec les frictions mercurielles, et addition de muriate de mercure suroxigéné à la tisane ; la salivation se manifeste aussitôt, et, après trois mois de ce traitement, les époux n'eurent plus qu'à s'entretenir de leurs devoirs futurs. Ils sont très bien guéris.

C. Épilepsies sympathiques génitales.

Premier Fait. Un étudiant en droit, âgé de 23 ans, fort et bien portant, avait depuis long-temps une funeste habitude. Les conseils de ses amis, les représentations de ses parens, les précautions de son médecin, les tableaux les plus hideux des effets de cette passion, l'épuisement et l'espèce de nullité dans lesquels se trouvait ce jeune homme, rien n'avait pu le corriger.

Enfin, il devient épileptique. Il se soumet alors à tous les traitemens qu'on veut lui faire subir, lesquels se bornent à l'usage des analeptiques, des lavemens de teinture éthérée de *castoréum*, aux frictions d'éther acétique sur les extrémités inférieures, à l'air de la campagne, aux bains froids, etc.

Cet étudiant parvint à se rétablir et promit bien de ne pas recommencer. En effet, nous savons qu'il continue à se bien porter, et à faire des progrès dans la carrière qu'il parcourt.

Deuxième Fait. M. E. L....., élève en médecine, est frappé d'épilepsie pour avoir cruellement abusé des plaisirs vénériens. Même traitement, même résultat.

Troisième Fait. Un séminariste, agé de 22 ans, se montre tout-à-coup triste, rêveur, et engraisse à vue d'œil.

Des accès d'épilepsie ne tardent pas à se manifester. Les parens effrayés, nous amènent ce jeune homme très studieux et exempt de tous vices. Aucune affection nerveuse n'a paru dans sa famille; son enfance ne fut traversée par aucune maladie; sa nourrice était saine.

Nous conseillâmes aux parens de reprendre leur fils, de le soumettre long-temps à un régime atténuant et aux anti-spasmodiques les plus puissans, traitement qui fut suivi pendant un an sans aucun succès. Le mariage finit par mettre fin à cet état, dont la violence n'aurait pas manqué de causer la mort de cet élève du sanctuaire, qui est aujourd'hui bien portant et à la veille d'être père.

Quatrième Fait. Madame la comtesse de la D....., jeune, belle, ayant toujours joui d'une santé brillante, ainsi que ses père et mère, se marie et devient promptement enceinte. Au cinquième mois de sa grossesse, elle est frappée d'épilepsie. Les médecins appelés ont aussitôt recours aux saignées, aux anti-spasmodiques, etc. Rien n'est changé dans l'état de la malade. Consulté à notre tour, et, après un mûr examen des circonstances qui ont précédé, nous conseillons d'insister sur un régime doux, sur l'usage des bains, en attendant la fin de la grossesse. On ne s'en tient pas à notre avis, on a recours à d'autres moyens qui ne font que rendre la maladie plus intense, les accès plus fréquens. Enfin l'accouchement a lieu, et la malade guérit comme

par enchantement. Elle perdit son mari quelque temps après, et prit la résolution de ne pas
contracter de nouveaux nœuds ; nous l'en félici-
tâmes ; car il aurait pu lui arriver ce qui a eu
lieu chez une autre dame, qui, huit fois grosse,
a été épileptique à chaque grossesse, sans qu'on
ait jamais pu prévenir cette régularité.

Nous pourrions citer une femme auteur, très
connue, qui ne devenait épileptique qu'au
moment de l'accouchement. Elle a été trois fois
mère et trois fois elle a été atteinte d'épilepsie,
qui disparaissait constamment le quarantième
jour de ses couches.

*D. Epilepsies sympathiques de l'irritation de
quelques organes extérieurs.*

Premier Fait. Un enfant âgé de 9 ans, appartenant à des parens sains, fortement constitué,
ayant été nourri par une femme fraîche et bien
portante, se promenait aux Tuileries avec un
camarade de son âge. C'était dans le mois d'août,

vers une heure. Le premier dit à celui-ci : « Je parie fixer le soleil plus long-temps que toi. » Il s'était mis en devoir de soutenir sa gageure, lorsqu'il tomba dans une épilepsie violente. La foule accourt, on entoure le malade ; des secours de différente nature lui sont donnés. Son jeune ami le fait porter dans un fiacre, et de là chez ses parens, qui aussitôt appellent leur médecin. Celui-ci, très sagement, prescrit quelques calmans, et attend la deuxième attaque. Elle eut lieu le lendemain à-peu-près à la même heure. Le médecin ordonna alors une saignée du pied, prescrivit aux parens de tenir le malade dans une douce obscurité, et de ne le laisser, qu'insensiblement, s'exposer à une lumière plus vive. Ce conseil fut suivi, et le malade ne tarda pas à recouvrer la santé. On lui fit également porter pendant quelque temps des lunettes planes de couleur verte, dans l'intention de modérer l'activité de la lumière sur les yeux.

Deuxième Fait. Une demoiselle de 18 ans, forte et bien portante, issue de parens également sains, nous est présentée pour recevoir nos soins. Chaque fois qu'une musique douce et harmonieuse frappe son oreille, elle tombe en épilepsie. L'harmonica surtout produit ce terrible effet sur elle. Nous prescrivons tous les moyens propres à fortifier le système nerveux, jusqu'à des douches sur les apophyses mastoïdes (derrière les oreilles); rien ne peut rendre la malade inaccessible aux attaques d'épilepsie.

Un autre médecin conseille de faire entendre tous les jours à la malade, une bonne musique, en continuant le traitement fortifiant, et de lui faire donner des leçons de harpe par un maître du premier ordre; aujourd'hui les accès sont moins forts et s'éloignent de beaucoup. Tout fait espérer que les nerfs auditifs s'habituent aux vibrations qui les ont ébranlés si souvent, et que la malade ne tardera pas à en guérir.

Troisième Fait. Un enfant de 8 ans, né de parens sains, n'ayant jamais éprouvé d'autre incommodité qu'un enchifrènement continuel , veut absolument qu'on le débarrasse de cette incommodité. Son médecin conseille l'usage du tabac.

A la troisième prise l'enfant tombe en épilepsie. On continue l'usage de cette poudre , et on prescrit un traitement contre la nouvelle maladie ; celle-ci n'en continue pas moins. Consulté , nous conseillons de cesser l'usage du tabac, d'avoir recours à l'emploi des bas de laine , de la flanelle en caleçons et sur la poitrine , des frictions sèches sur toute la périphérie du corps, et répétées deux fois chaque jour. Le malade est guéri , non seulement de l'épilepsie , mais de l'indisposition première.

E. Epilepsies symptômatiques.

Premier Fait. Un épileptique , âgé de 25 ans, vient nous consulter après avoir passé par divers traitemens. Nous lui adressons plusieurs questions tendant à nous éclairer sur la véritable cause de sa maladie, dont il n'est atteint que depuis six mois. Enfin, après avoir répondu à nos différentes demandes, il croit se rappeler avoir supprimé, à cette époque, une sueur habituelle des pieds, à laquelle il était sujet depuis la puberté.

Nous cherchâmes à rappeler cette sueur, et, après y être parvenu, l'épilepsie ne se manifesta plus. Ce jeune homme est maintenant à Aix en Savoie, où il jouit d'une santé parfaite.

Deuxième Fait. Une jeune dame, femme d'un libraire de Paris, vint nous consulter en décembre 1825, pour une épilepsie survenue à la suite de la guérison d'une dartre qu'elle avait gardée long-temps. La dartre fut rappelée par des vésicatoires, etc., et l'épilepsie ne reparut pas.

Troisième Fait. Un enfant de 18 mois, dont la dentition ne pouvait s'opérer, devint épileptique. Des incisions furent pratiquées sur les gencives; les dents se montrèrent et l'épilepsie ne se reproduisit plus. Des précautions furent prises pour faciliter l'éruption des dents à venir.

Quatrième Fait. Une demoiselle anglaise, âgée de 18 ans, issue de parens sains, est atteinte de fièvre scarlatine. Un médecin anglais ordonne des boissons rafraîchissantes froides, l'exposition à l'air. La rougeur de la peau s'efface, et une attaque d'épilepsie a lieu. Un médecin français est consulté, prescrit des boissons légèrement diaphorétiques, couvre la malade de vésicatoires, rappelle l'éruption, et l'épilepsie disparaît. Cette circonstance a eu lieu à Angers en 1825.

Cinquième Fait. Un colonel de cavalerie, âgé de 52 ans, fortement constitué, mais portant depuis long-temps une gale affreuse qui avait déjà résisté à plusieurs moyens, se débarrasse de cette maladie avec l'eau dite de *Mettemberg*. Une épilepsie épouvantable se déclare. On cherche à rétablir la gale répercutée ; on ne put y parvenir qu'avec la chemise d'un galeux dont on couvrit cet officier, en le faisant suer considérablement par les moyens connus. La gale revint, et l'épilepsie fut guérie.

Sixième Fait. Une jeune dame, tenant beaucoup à n'altérer aucun des traits de sa jolie figure, est atteinte de la petite-vérole.

La face seule est couverte de pustules. Un médecin *savant* est appelé, et promet à la malade qu'il ne lui restera aucune trace de cette maladie, si elle veut s'en rapporter à lui. La malade se fie pleinement à cette promesse. En conséquence, le docteur se met à cautériser les boutons avec une dissolution de nitrate d'argent fondu (pierre infernale). L'éruption disparaît aussitôt ; le lendemain une épilepsie affreuse (que la confiante dame n'avait jamais éprouvée) se déclare. Un autre médecin arrive, fait couvrir la malade de vésicatoires ; l'éruption revient sur tout le corps, parcourt ses périodes, et la malade guérit parfaitement, mais avec quelques coutures du visage. Il faut que l'expérience ait parlé plus haut, avant de se livrer à de pareilles épreuves.

Septième Fait. Nous donnions le bras à une dame bien portante, âgée de 36 ans, pour la conduire des Tuileries chez elle, rue de Grenelle-Saint-Germain.

En parcourant la rue du Bac, nous fûmes arrêtés par un individu qui tomba à nos pieds. Cet individu était atteint d'épilepsie, ou la simulait à merveille. Cette dame s'effraye et devient tremblante au point de ne pouvoir parvenir à son domicile.

Chemin faisant, elle nous dit : « J'avais toujours redouté de voir quelqu'un tomber du haut-mal. » Nous l'assurâmes que ce malheureux n'était pas atteint de cette maladie, qu'il avait voulu seulement exciter notre pitié ou surprendre la charité publique. Nos précautions furent inutiles. Arrivée chez elle, la malheureuse est frappée d'épilepsie. On lui donne des soins depuis six ans, sans le moindre espoir de guérison. Elle est en ce moment à l'usage de deux onces d'eau distillée de feuilles de laurier-cerise. Les acccès sont cependant moins intenses, mais se reproduisent aux époques menstruelles et lunaires.

Huitième Fait. Un enfant de 8 ans, sujet, depuis sa naissance, aux vers lombricaux, que l'on reconnaît très bien aux signes suivans (comme le disent les docteurs Roman et Valentin) : petits points d'un rouge très vif sur la langue ; dilatation de la pupile ; prurit au bout du nez, concurremment avec les autres signes des maladies vermineuses, etc.

Cet enfant fut tout-à-coup frappé d'épilepsie, dont il guérit promptement par la fougère mâle en poudre ; cela devait être, attendu que cette épilepsie était, à coup sûr, symptômatique de l'affection vermineuse.

Troisième Fait. Un officier de grenadiers de la garde royale, âgé de 39 ans, prédisposé, depuis long-temps, aux embarras de l'estomac, devient épileptique. On lui administre l'émétique ; l'épilepsie disparaît, et revient au bout de six mois, ce qui eut lieu plusieurs fois. Enfin , le régime lacté long-temps continué , quelques boissons émétisées, parvinrent à débarrasser ce militaire, et de l'épilepsie , et de l'affection gastrique.

— *Dixième Fait.* Un écuyer de l'ex-empereur, âgé de 47 ans, d'une forte constitution , était dans un état habituel de constipation. Après avoir employé , sans résultat , plusieurs moyens pour obtenir la liberté du ventre , il tombe en épilepsie. Un médecin de Genève parvient à le guérir par les purgatifs drastiques.

Nous craindrions de fatiguer notre lecteur, en citant un plus grand nombre de faits d'épilepsies syptômatiques. Il nous suffira donc de déclarer que, toutes les fois que l'on voudra venir à bout d'une affection consécutive , il faudra rappeler ou détruire la maladie essentielle

OBSERVATION

*Sur un cas fort rare d'épilepsie, et sur les pré-
cautions à prendre dans les questions qu'on
est forcé d'adresser aux personnes atteintes
de cette névrose.*

Une demoiselle, âgée de 26 ans, née d'une
des premières familles de France, fraîche, jolie,
robuste, d'une sensibilité exquise, très spirituelle
et passionnée pour les études abstraites, est affectée d'épilepsie depuis l'époque de la puberté.

Rien n'a été négligé pour mettre un frein à
cette horrible maladie, mais aucun traitement
n'a réussi. Les parens sont au désespoir. Un médecin de Genève est consulté, et conseille le mariage. La malade est presqu'aussitôt unie à un
jeune homme (de son choix), d'une santé brillante, de mœurs douces, d'un caractère aimable,
enfin plein d'égards et de soins pour sa malheureuse épouse. Les accès d'épilepsie continuent de
se manifester avec la même violence.

Le médecin est consulté de nouveau ; il répond que, « lorsque la malade aura mis un enfant
au monde, elle sera entièrement débarrassée de
ses attaques d'épilepsie. » Cette dame devient
mère, et rien n'est changé à son état de maladie, qui plonge son mari dans une tristesse profonde.

La malade nous est présentée après deux ans
de mariage. Nous la rassurons sur ses crises (car
il faut bien se garder de prononcer le nom d'é-
pilepsie devant les personnes qui en sont atteintes), et lui demandons la permission de nous
entretenir avec ses père et mère avant de rien
entreprendre.

Un jour est fixé pour cet entretien. Le mari et
la nourrice de la malade y prennent part. Il résulte de cette entrevue que les parens sont sains
et l'ont toujours été ; qu'ils sont fortement cons-
titués ; que le père est d'un tempérament sanguin,
et la mère lymphatique ; que ni l'un ni l'autre n'ont
été enclins à aucune mauvaise habitude ; qu'ils

n'ont point éprouvé de maladies, ni d'accidens capables de fixer notre attention ; qu'ils n'ont fait usage d'aucun remède violent ; qu'aucune cause morale n'a troublé leur félicité avant le malheur arrivé à leur fille bien-aimée ; que leurs deux autres enfans sont dans le meilleur état de santé ; que la nourrice de la malade est encore une femme remarquable par sa douceur, sa force et sa fraîcheur ; qu'aucun vice particulier n'a souillé son existence ; que l'enfance de la malade a été calme et paisible ; qu'elle n'a fait aucune chute violente ; que l'écoulement périodique s'est déclaré sans orage, a continué de même et avec la plus grande régularité.

Entreprendre le traitement d'une maladie dont les causes paraissaient si décourageantes, nous parut, nous l'avouons, une entreprise au moins hardie. Mais les parens nous ayant pressé vivement de nous charger de diriger leur malade, nous nous décidâmes à la voir, et voici l'examen que nous lui fîmes subir.

23

Demande. Depuis quel âge vous apercevez-vous de vos crises nerveuses ?

Réponse. Depuis l'âge de seize ans.

D. Aviez-vous antérieurement ressenti quelque douleur particulière, des mouvemens nerveux, des palpitations de cœur ?

R. Non.

D. Avez-vous éprouvé, toujours avant vos crises, une frayeur quelconque ?

R. Non.

D. Vous n'avez été témoin d'aucune scène attendrissante, à la suite de laquelle vous ayez été sensiblement émue ? Vous n'avez fait aucune perte qui ait pu ébranler vos nerfs ?

R. Non.

D. Assistiez-vous souvent au spectacle ? Quel est le genre de spectacle que vous préfériez ?

R. Je n'ai été que très rarement au spectacle ; l'opéra - comique est celui qui me plaît le plus.

D. Quel est l'effet que produit sur vous une excellente musique ?

R. L'effet d'une chose un peu plus qu'ordinaire.

D. Avez-vous éprouvé de violentes contrariétés ?

R. Jamais.

D. Avez-vous beaucoup lu ? quels sont les ouvrages que vous préfériez ?

R. La physique, les mathématiques, l'Histoire Ancienne, ont particulièrement fixé mes goûts, ainsi que les trois règnes de la nature.

D. Vous occupiez-vous sérieusement de pratiques religieuses ?

R. En chrétienne raisonnable.

D. Vous livriez-vous à beaucoup d'exercice, à des occupations amusantes ?

R. Rarement.

D. Vous rappelez-vous avoir fait une chute sur la tête, sur le dos, sur le siége, ou sur les pieds ?

R. Non.

D. Étiez-vous sujette aux maux de tête, à quelque douleur du col, de la poitrine, aux crachemens de sang, aux hémorragies du nez, aux écoulemens des oreilles, aux vomissemens, aux digestions pénibles ?

R. Je me suis toujours bien portée, grâce à Dieu !

D. Avez-vous éprouvé quelque dérangement du ventre ?

R. Non.

D. Vous êtes-vous quelquefois piquée ou coupée au point d'en ressentir des douleurs aiguës ?

R. Non.

D. Avez-vous été sujette à quelqu'affection de la peau, à des ulcères, à des varices, à une sueur habituelle des pieds ?

R. Jamais.

D. Étiez-vous sujette aux crampes des membres, aux rêves pénibles ?

R. Non.

D. Dormiez-vous long-temps ; aimiez-vous le lit ?

R. Oui.

D. Fréquentiez-vous les bals, les soirées nombreuses ?

R. Rarement et sans plaisir.

D. Quelle était votre vie alimentaire?

R. Toujours saine et peu copieuse.

D. Preniez-vous et faites-vous encore usage de café, de thé, etc. ?

R. J'ai souvent pris du café, parce que j'en sentais le besoin ; j'y ai renoncé depuis que je suis malade, pour obéir à mon médecin.

D. Aviez-vous l'habitude de vous baigner souvent ?

R. Quelquefois.

D. Vous trouviez-vous bien pendant et après le bain ?

R. Constamment.

D. Vos crises reviennent-elles à des époques régulières ? vous apercevez-vous de leur approche ?

R. Oui.

D. Comment ?

R. Un frémissement se manifeste au creux de l'estomac, que vous nommez *épigastre*, messieurs ; ensuite à la poitrine, à la gorge, puis à la tête ; mes facultés s'anéantissent alors. Mes parens vous diront le reste.

D. Parvenez-vous quelquefois à empêcher ces mouvemens nerveux d'avoir lieu ?

R. Oui, avec l'alcali volatil, que l'on me passe sous le nez.

D. Et après vos crises, êtes-vous aussi propre aux occupations sérieuses qu'avant ?

R. Oui.

D. Quelles sont les odeurs qui vous fatiguent ?

R. Toutes celles qui sont nauséabondes ; l'assa-fœtida est seule capable de provoquer *ce que vous appelez mes crises.*

D. Quels sont les moyens dont vous avez fait usage pour vous débarrasser de vos spasmes ?

R. J'ai passé par tous les régimes et tous les traitemens connus ; l'aimant est le remède dont j'ai le plus à me louer.

Nous rassurâmes la malade, lui promîmes de la revoir, *et d'apporter quelques soulagemens à ses maux.* Elle nous accompagna pour nous demander s'il y avait du danger pour son fils. Nous lui répondîmes que son enfant n'éprouve-rait rien, et qu'elle serait satisfaite. Ce dernier se porte en effet à merveille, et a été nourri par une femme qui ne laisse rien à désirer, surtout sous le rapport du tempérament et du caractère.

Nous revîmes le lendemain les parens et le mari de la malade. Nous ne leur donnâmes que peu d'espoir, mais nous leur recommandâmes beaucoup de paraître tranquilles devant leur malheureuse fille et épouse.

Après avoir pris de ces derniers tous les renseignemens sur l'invasion, la durée et la nature des accès de cette épilepsie, etc., nous conseillâmes à la malade :

1o Les viandes blanches, les plantes herbacées et l'eau bien aérée, ensuite la diète blanche.

2o Les voyages dans le midi de la France avec ses parens, son mari et son fils.

3o La privation de toute lecture abstraite, des spectacles, des réunions nombreuses, etc.

4º L'exercice à pied, à cheval; les jeux de volant, de billard; les occupations manuelles, telles que la tapisserie, la broderie, etc.

5º Deux emplâtres d'extrait de ciguë fortement aimantés, l'un à l'épigastre, et l'autre à l'extrémité inférieure de la colonne dorsale. Après la chute de ces emplâtres, on devait en appliquer de nouveaux.

6º Les bains froids, même en hiver; en été des bains de rivière, en y entrant par la tête.

7º La poudre de racine d'armoise, prise à la dose de deux à quatre gros dans un verre de bière chaude, le soir en se couchant.

Nous avons reçu, il y a peu de temps, une lettre du père de la malade, datée d'une ville de Provence. Ce respectable vieillard nous écrit : « Si cela continue, Monsieur, je vous devrai la santé de ma fille, mon repos et celui de tout ce qui m'appartient. » Il y a près d'un an que le traitement, ci-dessus exposé, est commencé et suivi avec une constance admirable.

CONCLUSION.

En résumant tout ce qui a été dit dans cet Essai, nous pensons sérieusement que les maladies nerveuses sont, à proprement parler, les maladies qu'engendrent les raffinemens de la civilisation ; que, pour diminuer la fréquence de ces affections, il faut s'attacher moins à faciliter les progrès de l'esprit humain qu'à faire germer dans le cœur de l'homme les vertus propres à le préserver des passions, soit par un système d'éducation basé sur la religion (car sans celle-ci point de bonne morale), soit par des lois en harmonie avec notre position sociale. Ainsi nos lois criminelles, notre Code pénal surtout, exigent une réforme complète. La graduation des peines, leur application, la latitude laissée aux juges, la classification des crimes et délits, tout a besoin d'être changé ; ces lois manquent par les bases.

En examinant seulement les horreurs commises pendant et depuis nos discordes politiques, les causes qui les ont amenées, nous persistons à considérer ces horreurs comme les tristes et affligeans effets de la névrose qui, à cette époque, envahit le corps social en France.

Qui oserait contester aujourd'hui que la corruption des esprits et des cœurs n'ait causé ce délire qui a fait passer, sous nos yeux, tant d'atrocités inouies ? Non, l'homme n'est pas né assez méchant pour commettre de pareils attentats. Une éducation vicieuse et d'horribles exemples, peuvent seuls le rendre aussi criminel.

On a voulu remédier à cette névrose, on n'a fait qu'entretenir son intensité, parce qu'on n'a pu employer le véritable remède que tard ; c'était une monarchie légitime et constitutionnelle, qui a déjà produit un grand bien, mais n'a encore pu éteindre les derniers symptômes convulsifs, parce qu'il est des maladies chroniques qu'il faut observer long-temps, et sur lesquelles

les médicamens les plus convenables n'agissent que lentement.

Il est donc à-peu-près démontré qu'il faut bien se garder d'agiter la passion la plus irritable d'un peuple. On a remué la vanité en France, qu'en a-t-on recueilli ?..... Que l'on questionne, à ce sujet, les médecins des maisons où sont reçus les aliénés, les familles dont quelques membres gémissent dans les spasmes, les convulsions, ou les aberrations de l'esprit, inévitables effets de l'indépendance, de l'ambition, ou du vice.

Que l'on compare le nombre des affections mentales, des suicides, etc., d'aujourd'hui, à ceux des époques antérieures à 93, par exemple !

L'histoire des anciens peuples nous avait assez prouvé que les empires qui veulent sortir des limites posées par la Providence, finissent par ne pouvoir se garantir de catastrophes terribles, et même d'une décadence assurée. Athènes et Rome sont encore là, pour attester que tant de lumières embrasent tôt ou tard, suivant l'expression d'un publiciste distingué.

C'est en vain qu'on chercherait à blâmer les institutions religieuses : elles n'auraient jamais été regardées que comme utiles, qu'elles sont aujourd'hui reconnues indispensables par les hommes amis de l'ordre, de la tranquillité de leur pays, et jaloux d'assurer le bonheur des générations futures ; et, en effet, ne peut s'empêcher de s'écrier un médecin moderne, quoiqu'entaché d'un peu de philosophisme : « Que ne devrait-on pas attendre d'un certain nombre d'hommes qui vivraient exempts de soucis relativement à la vie animale, qui ne seraient dérangés par aucune affaire domestique, et qui, choisis parmi les plus privilégiés de la nature, se réuniraient ensemble de plein gré, pour travailler de concert, se communiquer leurs opérations, se consulter mutuellement, et pouvoir faire en commun ce qui leur serait impossible privativement. » Les institutions monastiques seules présentent ces précieux avantages.

On a dû voir, dans la première partie de ce livre, que toute l'organisation humaine se réduit à deux principes : l'âme et le corps, ou l'esprit et la matière ; que la première commande, et l'autre exécute, et que ces deux puissances sont soumises à la volonté d'une intelligence suprême, infinie, dont on voit les actes sans concevoir leur source.

Le cerveau est le centre de l'intelligence humaine ; de là partent tous les ordres de celle-ci, qui, d'après les impressions qu'elle a reçues d'en-haut par les agens extérieurs, comme la lumière sur l'œil, les saveurs sur les nerfs du goût et de l'odorat, etc., sont portés vers les extrémités de l'empire de la pensée par un fluide contenu dans les nerfs. Ce dernier laisse en passant, dans les chefs-lieux organiques, des secours, des instructions, et revient ensuite au cerveau, rendre compte de sa mission, et recevoir de nouveaux commandemens, s'il y a lieu.

Ces commandemens, transmis par les nerfs, sont exécutés par des organes qui portent le nom de muscles, de glandes, d'artères, cœur, estomac, intestins, etc. Telle est la vie : la rupture de son plus petit chaînon peut causer la perte de tout l'édifice, lorsque Dieu le veut.

Nous avons exposé succinctement les dérangemens auxquels cet édifice est sujet, quant au système nerveux ; fait connaître les causes de ces dérangemens, et les moyens d'y remédier ou de les pallier, lorsqu'ils n'ont pu être prévenus par une éducation convenable , ou combattus par des lois appropriées aux circonstances où se trouvent les peuples au milieu desquels on a laissé pénétrer la corruption.

Enfin nous avons fait voir que, suivant les cas, on peut retirer de très grands avantages du trépan, de la section des nerfs, de l'armoise, du laurier-cerise, de l'aimant, etc., etc., et que, pour espérer de guérir l'épilépsie, il faut, de toute rigueur, se rendre maître de la cause, plus particulièrement pour cette maladie que pour d'autres affections.

Heureux si nous avons satisfait à notre lecteur ; heureux surtout si nous parvenons à être utile aux personnes atteintes de névroses ; c'est là tout ce que nous ambitionnons !

Nous croyons devoir présenter ici, par département, le nombre des épileptiques *connus*. Nous n'y comprendrons pas ceux de ces malheureux que l'amour-propre des parens tient *au secret*, ni ceux que l'on traite dans les hôpitaux ; ils y reçoivent des secours, nous ne devons donc pas nous en occuper.

Puisse ce tableau fixer l'attention du digne directeur des établissemens d'utilité publique, M. de Bois-Bertrand , qui ne connaît d'autre ambition que celle d'étendre et d'affermir l'empire de la bienfaisance.

L'humanité loue déjà les nobles qualités de son âme et de son cœur ; elle redira ses constans efforts en faveur des êtres qui languissent dans les convulsions et les déchiremens.

TABLEAU

DES ÉPILEPTIQUES EXISTANT EN FRANCE.

Ain.	110	*Report,*	2175	*Report,*	4428
Aisne.	153	Gers.	83	Orne.	130
Allier.	35	Gironde.	181	Pas-de-Calais.	177
Alpes (Basses-).	10	Hérault.	82	Puy-de-Dôme.	177
Alpes (Hautes-).	9	Ille-et-Vilaine.	175	Pyrénées (Basses-).	68
Ardèche.	108	Indre.	20	Pyrénées (Hautes-).	14
Ardennes.	34	Indre-et-Loire.	19	Pyrénées-Orientales.	13
Arriége.	30	Isère.	170	Rhin (Bas-).	136
Aube.	28	Jura.	80	Rhin (Haut-).	66
Aude.	28	Landes.	18	Rhône.	63
Aveyron.	105	Loire.	77	Saône (Haute-).	60
Bouches-du-Rhône.	101	Loire (Haute-).	17	Saône-et-Loire.	128
Calvados.	99	Loire-Inférieure.	143	Sarthe.	120
Cantal.	179	Loiret.	17	Seine.	280
Charente.	35	Loir-et-Cher.	17	Seine-et-Marne.	58
Charente-Infér.	93	Lot.	15	Seine-et-Oise.	118
Cher.	26	Lot-et-Garonne.	75	Seine-Inférieure.	190
Corrèze.	26	Lozère.	8	Sèvres (Deux-).	12
Corse.	8	Maine-et-Loire.	139	Somme.	160
Côte-d'Or.	88	Manche.	183	Tarn.	55
Côtes-du-Nord.	167	Marne.	74	Tarn-et-Garonne.	11
Creuse.	25	Marne (Haute-).	15	Var.	52
Dordogne.	150	Mayenne.	72	Vaucluse.	10
Doubs.	24	Meurthe.	70	Vendée.	50
Drôme.	22	Meuse.	15	Vienne.	10
Eure.	147	Morbihan.	136	Vienne (Haute-).	10
Eure-et-Loire.	20	Moselle.	60	Vosges.	18
Finistère.	145	Nièvre.	14	Yonne.	45
Gard.	85	Nord.	200		
Garonne (Haute-).	85	Oise.	69		
	2175		4428	Total	6659